MINISTÈRE DE LA GUERRE

7e Direction. — Service de santé. — Bureau des Hôpitaux.

MANUEL

DE L'INFIRMIER

MILITAIRE

PARIS

VICTOR ROZIER, ÉDITEUR

Libraire de la Médecine, de la Chirurgie et de la Pharmacie militaires.

26, rue Saint-Guillaume, 26

1888

MANUEL

DE

L'INFIRMIER MILITAIRE

MINISTÈRE DE LA GUERRE

7e Direction. — Service de santé. — Bureau des
Hôpitaux.

MANUEL

DE L'INFIRMIER

MILITAIRE

PARIS

VICTOR ROZIER, ÉDITEUR

Libraire de la Médecine, de la Chirurgie et de la Pharmacie militaires.

26, rue Saint-Guillaume, 26

Novembre 1888

PRÉLIMINAIRES

Les infirmiers militaires se divisent en deux catégories : les infirmiers régimentaires et les infirmiers du service des hôpitaux.

1° INFIRMIERS RÉGIMENTAIRES

Les infirmiers régimentaires ne forment pas corps. Comme les brancardiers régimentaires, ils font partie des corps de troupes et sont choisis parmi les militaires ayant reçu une instruction théorique et pratique appropriée à leurs fonctions.

Ils sont employés au service de l'infirmerie et, en campagne, ils concourent, sous la direction des médecins des corps, à donner des soins aux blessés.

2° INFIRMIERS DU SERVICE DES HOPITAUX

Le personnel des infirmiers du service des hôpitaux est organisé en sections comprenant chacune :

1° Des infirmiers commis aux écritures ;

2° Des infirmiers de visite ;

3° Des infirmiers d'exploitation du service général.

Ces sections sont attachées aux différents corps d'armée et affectées au service des hôpitaux, des directions du service de santé, des dépôts de médicaments et des magasins du mobilier; en campagne, au service des ambulances. Des infirmiers peuvent aussi être détachés pour faire le service dans les salles militaires des hospices civils.

Chaque section forme un corps distinct, tant pour l'administration que pour le commandement, sous l'autorité immédiate d'un officier d'administration assisté d'un ou de deux officiers d'administration adjoints.

Les infirmiers des trois catégories ont une même hiérarchie; mais leurs fonctions sont distinctes :

Les commis aux écritures sont spécialement affectés au service des bureaux, à la comptabilité ;

Les infirmiers de visite sont chargés de l'exécution des petits pansements, de la tenue des cahiers de visite, de l'établissement des relevés journaliers des aliments et des médicaments, et de la distribution de ces derniers ;

Les infirmiers d'exploitation, employés dans les hôpitaux, sont attachés aux salles des malades, à la pharmacie, à la cuisine, à la salle des bains et aux autres services se rattachant à l'exploitation de ces établissements. — Dans les dépôts des médicaments, dans les magasins du mobilier, ils sont occupés à des travaux spéciaux.

TITRE PREMIER

SERVICE RÉGIMENTAIRE

CHAPITRE PREMIER

ORGANISATION GÉNÉRALE

Recrutement.

1. — Les infirmiers régimentaires font partie des corps de troupes et y restent attachés.

Ils sont désignés par le chef de corps sur la proposition du médecin chef de service, et reçoivent une instruction spéciale en rapport avec les fonctions qu'ils sont appelés à remplir, soit en temps de paix dans les infirmeries régimentaires et dans les marches et manœuvres en qualité de porte-sac ou de porte-sacoches, soit en temps de guerre, sur le champ de bataille et dans les postes de secours.

Répartition.

2. — En temps de paix, un infirmier, du grade de caporal ou de brigadier dans les corps d'infanterie et de cavalerie, du grade de maréchal des logis dans l'artillerie, est attaché spécialement et d'une façon permanente au service de l'infirmerie.

Il est assisté dans ce service par les soldats infirmiers, dont les uns remplissent les fonctions de porte-sac ou de porte-sacoches dans les bataillons ou escadrons, et dont les autres, ayant le titre d'infirmiers auxiliaires, font, à tour de rôle, un stage de deux mois au moins à l'infirmerie, et y remplacent pendant ce temps les porte-sac.

Instruction.

3. — L'instruction spéciale est donnée

dans les corps de troupes, sous la direction du médecin chef de service.

Elle comprend les notions théoriques et pratiques sur le service particulier de l'infirmerie régimentaire, telles que : préparation des solutions, potions et tisanes journellement employées, usage du thermomètre médical, administration des bains, exécution des pansements et application des appareils les plus simples, etc., conformément aux indications contenues dans le *Manuel de l'infirmier de visite*. Autant que les circonstances le permettent, elle est complétée par un stage de deux mois à l'hôpital militaire, ou dans les salles militaires de l'hospice mixte de la garnison. Pendant la durée de ce stage, les infirmiers régimentaires suivent les visites de l'hôpital et y remplissent, à titre d'infirmiers auxiliaires, des fonctions analogues à celles des infirmiers de visite du service hospitalier.

Cette instruction comprend, en outre, la connaissance du matériel sanitaire affecté à l'infirmerie régimentaire en campagne, le chargement et le déchargement des voitures médicales régimentaires, et l'école du brancardier, dont les infirmiers suivent les cours et exercices spéciaux.

Les réservistes infirmiers rappelés pour une période d'instruction sont remis au courant de leurs fonctions.

CHAPITRE II

DEVOIRS ET FONCTIONS DES INFIRMIERS RÉGIMENTAIRES

Devoirs du sous-officier, ou caporal (ou brigadier) chargé des détails de l'Infirmerie régimentaire.

4. — Le sous-officier ou caporal (ou brigadier) attaché à l'infirmerie est chargé de la surveillance du service, de la tenue des registres et de toutes les écritures se rapportant au service médical et à l'administration de l'infirmerie. Il couche à l'infirmerie.

Il exerce les fonctions attribuées au sous-officier de semaine pour tout ce qui concerne la propreté personnelle des hommes, la tenue et la propreté des ustensiles, celle des chambres, escaliers et corridors, l'entretien des effets, la discipline et le bon ordre ; il veille à l'exécution des ordres particuliers du chef de corps et de ceux du médecin chef de service.

Il remplit, quant aux distributions, les mêmes fonctions que le fourrier.

Il est employé à l'instruction des brancardiers et des infirmiers régimentaires comme moniteur général.

Le sous-officier ou caporal (ou brigadier) chargé des détails de l'infirmerie est toujours avec le médecin-major chef de service. Dans tout détachement pourvu d'une infirmerie, le chef du détachement désigne un caporal (ou brigadier) pour assurer le service de cette infirmerie, conformément aux dispositions du règlement.

Devoirs des infirmiers régimentaires.

5. — Les infirmiers régimentaires sont employés à l'infirmerie, suivant la répartition qui en est faite par le médecin chef de service, aux soins à donner aux malades, à la préparation des tisanes, des bains, à l'entretien et à la propreté des locaux et des ustensiles.

Il y a toujours un infirmier présent à l'infirmerie, de jour et de nuit. Il fait prendre, dans la journée, aux heures prescrites, les médicaments qui n'ont pas été distribués à la visite du matin ; il rend compte immédiatement au sous-officier, ou caporal (ou brigadier), de tout cas fortuit ou insolite.

Le service extérieur des infirmiers qui remplissent les fonctions de porte-sac ou porte-sacoches dans les marches ou manœuvres, au tir à la cible, à la baignade, etc., est déterminé par le chef de corps, sur la proposition du médecin chef de sercice. Les porte-sac ou porte-sacoches sont exempts des corvées et du service de place.

6. — Les infirmiers sont, en outre, employés comme moniteurs à l'instruction des brancardiers régimentaires.

CHAPITRE III

EXÉCUTION DU SERVICE

Visite des malades.

7. — Tous les matins, à l'heure prescrite, a lieu la visite des malades à la chambre, et celle des malades traités à l'infirmerie.

Visite des malades à la chambre.

8. — *Avant la visite*. Le sous-officier ou le caporal (ou brigadier) d'infirmerie veille tous les matins à la propreté et à la bonne tenue de la salle de visite.

Dès qu'il a reçu les cahiers de visite, conformes au modèle réglementaire, il s'assure que tous les cahiers ont été apportés, même quand il n'existe pas de malades ; que les inscriptions sont convenablement faites, et les numéros matricules exactement portés. En cas d'irrégularité, il fait faire par le sous-officier ou le caporal (ou brigadier) de semaine qui accompagne les malades, les rectifications nécessaires. Ensuite, il prend note de tous les malades inscrits.

Sur la table du médecin, il dispose les différents papiers de service et les pièces qui doivent être soumises à son visa.

L'infirmier de service prépare de son côté tout ce qui est nécessaire à la visite, instruments divers, cuvette, savon et serviette, etc. Il place sur une table à part les objets de pansement et les médicaments habituellement employés, tels que bandes, compresses, alcool camphré, eau phéniquée, sulfate de soude, ipéca, etc.

9. — *Pendant la visite.* Au fur et à mesure que le médecin a examiné un homme, le sous-officier, ou caporal (ou brigadier) d'infirmerie note les diverses exemptions et prescriptions ordonnées.

Si un homme est désigné pour entrer d'urgence à l'hôpital, le billet d'entrée est établi séance tenante, et remis au sous-officier de semaine qui accompagne les malades.

Les infirmiers qui assistent à la visite se partagent, suivant les indications du médecin, les différentes parties du service : distribution des médicaments, exé-

cution des pansements, frictions, tempé-
ratures à prendre, etc. Au besoin, celles
de ces opérations qui demandent plus de
temps sont ajournées après la visite.

Visite des malades à l'infirmerie.

10. — *Avant la visite.* Le sous-officier ou caporal (ou brigadier) d'infirmerie fait procéder dès le réveil à l'aération des chambres et à la mise des
locaux en état de propreté. Il veille à ce
que les latrines soient ventilées et nettoyées avec soin. Pendant l'hiver, les
poêles sont rallumés.

11. — *Pendant la visite.* Le sous-
officier ou caporal (ou brigadier) et les
infirmiers désignés assistent à la visite.
Le sous-officier ou caporal rend compte
au médecin de tous les faits importants
qui se sont produits depuis la veille. —
Au cours de la visite, il inscrit les prescriptions alimentaires et médicamenteuses sur un cahier du modèle régle-

mentaire, composé d'autant de feuilles qu'il y a de lits, et divisé en deux parties, l'une pour les jours pairs, l'autre pour les jours impairs.

12. — *Après la visite.* Le sous-officier ou caporal (ou brigadier) établit le rapport journalier, le fait viser par le médecin, et l'envoie à la salle du rapport. Il inscrit sur les cahiers de visite des compagnies, escadrons ou batteries, les sortants de l'infirmerie. Puis il fait le relevé alimentaire des hommes soumis au régime spécial et l'envoie à la cantinière après l'avoir fait viser par le médecin.

Les infirmiers terminent l'exécution des prescriptions et remettent les choses en état de propreté.

Régime alimentaire des malades.

13. — Les malades traités à l'infirmerie vivent à l'ordinaire de leurs compagnies, escadrons ou batteries. Ceux qui doivent être soumis au régime alimentaire spécial sont désignés chaque jour par le médecin chef de service.

Distribution des aliments.

14. — La distribution des aliments est faite à l'heure fixée par le médecin chef de service.

Quand il existe un réfectoire, les malades y prennent leurs repas, à moins qu'ils ne puissent se lever.

Le sous-officier ou caporal (ou brigadier) s'assure que chacun se conforme au régime qui lui a été prescrit, et que ceux qui ne sont pas au régime spécial touchent exactement les vivres auxquels ils ont droit.

Installation des malades à l'infirmerie.

15. — Les malades apportent à l'infirmerie leurs effets d'habillement et de petit équipement. Les effets de grand équipement et les armes sont conservés à la compagnie, à l'escadron ou à la batterie.

Le sous-officier ou caporal (ou brigadier) d'infirmerie reçoit le malade entrant, lui fait prendre un bain de pieds sauf ordre contraire du médecin chef de service, et le conduit au lit qui lui est destiné, après lui avoir remis un pantalon, une capote et une paire de pantoufles.

Propreté individuelle des malades.

16. — Le sous-officier ou caporal (ou brigadier) d'infirmerie veille à ce que les malades qui peuvent se lever, ainsi que les convalescents, se rendent tous les matins, avant la visite, dans le local où sont disposés les lavabos ; il procure à ceux qui sont obligés de garder le lit les moyens de procéder aux ablutions journalières. Les malades se servent des serviettes qui leur appartiennent.

Il s'assure que les perruquiers viennent aux jours fixés raser les malades et
leur couper les cheveux; il en rend
compte au médecin chef de service.

Propreté et entretien des chambres, du matériel de literie.

17. — Le sous-officier ou caporal (ou
brigadier) veille à ce que les planchers
soient cirés, ainsi que les tables des
chambres des malades. Les carreaux des
croisées sont nettoyés chaque semaine.
Les matelas, les paillasses, les traversins
et les couvertures sont battus et secoués
deux fois par semaine.

Ces travaux sont exécutés, sous la direction du sous-officier ou caporal (ou
brigadier), soit par les infirmiers régimentaires, soit par les malades ou convalescents désignés par le médecin chef
de service, soit par des hommes de corvée
fournis par le corps.

Police du service.

18. — Les malades en traitement à l'infirmerie sont sous l'autorité immédiate du médecin chef de service; ils doivent toujours être convenables avec les infirmiers régimentaires; s'ils ont à se plaindre de l'un d'eux, il le font connaître au sous-officier, ou caporal (ou brigadier) d'infirmerie.

Ils sont tenus de déférer aux injonctions du sous-officier ou caporal (ou brigadier) d'infirmerie, toutes les fois que celui-ci agit pour l'exécution des règlements et des ordres qu'il a reçus.

Le sous-officier ou caporal (ou brigadier) s'assure fréquemment de la présence des militaires traités à l'infirmerie. En cas d'évasion, il rend compte immédiatement à l'adjudant de semaine et au médecin chef de service.

19. — Aucun sous-officier, caporal (ou brigadier), ou soldat ne peut communiquer avec les hommes à l'infirmerie que pour les besoins du service et après s'être présenté au sous-officier ou caporal (ou brigadier) d'infirmerie.

Il est expressément défendu d'apporter aux malades aucune espèce de comestibles, de boissons ou de médicaments sans l'autorisation du médecin chef de service.

Il est interdit aux malades de se rendre dans les chambres occupées par le régiment ou de pénétrer dans les cantines.

Responsabilité des malades en cas de dégradations.

20. — Tout malade traité à l'infirmerie est responsable des dégradations qu'il fait au mobilier, aux bâtiments, aux effets qui lui ont été confiés ou à la literie; il est fait exception pour les dégradations à la literie qui résultent du traitement de la maladie. Le sous-officier ou caporal (ou brigadier) en rend compte au médecin chef de service.

TITRE II

SERVICE DANS LES HOPITAUX

CONSIDÉRATIONS GÉNÉRALES

Devoirs des infirmiers d'exploitation.

21. — Les devoirs des infirmiers militaires sont de donner, sous la direction des médecins et des officiers d'administration, des soins aux militaires malades admis dans les hôpitaux et dans les ambulances.

Auxiliaires des médecins, ils concourent à soulager les malades et à assurer leur guérison.

Qualités que doivent posséder les infirmiers.

22. — Soumis et disciplinés comme tous les militaires, ils doivent être doux et patients avec les malades, dévoués, et se bien pénétrer de l'importance de leur service, quelquefois pénible et difficile à remplir. — Témoins de grandes souffrances, ils doivent y compatir en conservant le calme et le sang-froid nécessaires à l'accomplissement de leurs devoirs.

Ils doivent exécuter très exactement les ordres qu'ils reçoivent, aussi exactement que si c'était une consigne et ne se permettre, sous aucun prétexte, de les discuter ou les modifier.—Souvent la vie d'un malade peut être compromise par un ordre négligé ou mal exécuté.

Discipline et subordination.

23. — Les infirmiers sont soumis envers les officiers du corps de santé et les officiers d'administration sous les ordres desquels ils se trouvent, et entre eux, à toutes les règles de la subordination.

Ils relèvent de l'autorité militaire pour

la police et la discipline générales ; des officiers du corps de santé pour l'exécution du service ainsi que pour la police et la discipline dans l'intérieur des établissements ; des fonctionnaires de l'intendance, pour la police et la discipline dans les dépôts des sections pour ce qui concerne le service intérieur des corps ou l'instruction militaire proprement dite.

Déférence envers les sœurs hospitalières.

24. — Dans les hôpitaux où il y a des sœurs hospitalières, ils sont tenus envers elles au respect et à la déférence.

De plus, lorsqu'ils sont employés dans un service dont la direction est confiée à une sœur, ils doivent lui obéir, car, dans ce cas, l'autorité de la sœur est équivalente à celle des infirmiers-majors.

Rapports avec les malades.

25. — Les infirmiers ne doivent jamais

manquer aux égards qui sont dus aux malades, quand même ils seraient mal-traités par eux ; s'ils ont à se plaindre, ils recourent à l'autorité de l'infirmier-major.

SECTION I

SERVICE DES INFIRMIERS D'EXPLOITATION

CHAPITRE PREMIER

RÉCEPTION DES ENTRANTS

Visite par le médecin de garde.

26. — Lorsqu'un malade entre à l'hôpital, il est conduit par un infirmier à la salle du médecin de garde, qui le visite, fait les prescriptions nécessaires avant l'arrivée du médecin traitant, désigne le service sur lequel il sera dirigé, et indique s'il peut être conduit au bureau des entrées, et, de là, au vestiaire pour être lavé et habillé. Si l'état du malade l'exige, le médecin de garde le fait immédiatement diriger sur le service dé-

2.

signé, et les diverses opérations préliminaires s'exécutent dans la salle même.

Lorsqu'il s'agit de fractures ou de lésions graves des membres, le blessé est déshabillé dans la salle sous la direction du médecin.

Inscription au bureau des entrées. — Dépôt de
l'argent, des bijoux, etc.

27. — Après la visite du médecin de garde, le malade est conduit par l'infirmier à l'officier d'administration préposé aux entrées, qui l'inscrit sur son registre.

Il remet à cet officier, contre reçu, l'argent, les bijoux et les autres valeurs qu'il peut avoir sur lui.

Dépôt et délivrance d'effets au vestiaire.

28. — Quand le malade a pu être conduit au vestiaire, il y laisse ses vêtements et prend ceux de l'hôpital. Il reçoit un bonnet de coton, un mouchoir, une chemise, une cravate, une capote, un pantalon, une paire de bretelles, des chaussettes, une paire de pantoufles, et, s'il y a lieu, un gilet de flanelle.

Les sous-officiers et soldats ne doivent conserver ni armes, ni argent, ni bijoux, ni aucun vêtement ou effet particulier, à l'exception des objets de toilette, qu'ils renferment dans le petit sac de lit.

Si l'infirmier chargé du vestiaire trouve sur le malade de l'argent ou des bijoux, il doit immédiatement en donner avis à l'officier d'administration préposé aux entrées.

Les officiers peuvent conserver dans les salles les effets qu'ils désirent garder et les valeurs dont ils sont porteurs.

Les armes sont toujours déposées au magasin.

Lavage, bain de pieds.

29. — Avant de changer les vêtements, et à moins d'ordre contraire du médecin de garde, l'infirmier employé au vestiaire fait prendre au malade un bain de pieds dans une baignoire remplie d'eau tiède. Ce bain de propreté ne doit durer que le temps nécessaire pour débarrasser les pieds des impuretés qui les souillent.

Les mains sont également lavées, s'il y a lieu. avec une éponge imbibée d'eau tiède, puis essuyées avec un linge sec.

Le malade met alors ses chaussettes et ses pantoufles et revêt la tenue d'hôpital.

Précautions à prendre pour le changement
de vêtements.

30. — Si le malade est incapable de changer lui-même de vêtements, l'infirmier l'aide à se déshabiller en évitant de le refroidir. Il a soin, pour enlever les vêtements, de n'imprimer au malade aucun mouvement brusque et de ne lui donner aucune attitude pénible.

Il enlève d'abord le pantalon, qu'il remplace par celui de l'hôpital, puis il ôte la capote ou le vêtement qui en tient lieu, change la chemise, passe la capote de l'hôpital et termine en mettant la cravate.

31. — Si l'un des membres est le siège d'une affection douloureuse, il dégage d'abord l'autre membre, afin de pouvoir débarrasser sans tiraillements celui qui est malade. Pour passer les vêtements nouveaux, il s'y prend en sens inverse.

32. — Le changement de la chemise doit être exécuté rapidement. On la fait passer par-dessus la tête, en la soulevant de bas en haut et en roulant le pan postérieur sur lui-même, en même temps qu'on dégage les bras.

Cependant, si, après avoir ôté le pantalon, l'infirmier remarque que la chemise est trop sale pour la faire passer devant le visage du malade, il dégage les bras et la fait descendre le long du corps, et le pantalon n'est mis qu'après la chemise.

On suit, pour mettre la chemise de l'hôpital, le premier mode. Les pans étant roulés sur eux-mêmes, on introduit l'un après l'autre les bras du malade dans les manches de la chemise, qui est ensuite glissée de haut en bas sur ses épaules et sur son corps.

33. — Si, pendant ces manœuvres, l'infirmier s'aperçoit que quelques parties du corps ont besoin d'être nettoyées, il les lave sur-le-champ avec l'éponge imbibée d'eau tiède et les essuie.

Emmagasinage des effets du malade.

34. — L'infirmier du vestiaire réunit, dans le sac du malade, ou en un paquet, tous les effets qui lui appartiennent et y attache une étiquette portant le numéro de l'enregistrement, le nom et la date d'entrée du militaire, ainsi que le détail de ses effets.

Le linge sale, mis à part pour être blanchi, est réuni sous le même numéro en revenant du blanchissage.

Les effets des malades désignés par le médecin de garde comme étant atteints de maladies contagieuses sont également mis à part pour être désinfectés, avant d'être déposés au magasin.

— Le vestiaire doit chaque jour être aéré.

Conduite du malade à son lit.

35. — Dès que le malade est habillé, il est conduit dans la salle et au lit qui lui ont été assignés. L'infirmier l'aide, s'il y a lieu, en le soutenant par le bras ou sous l'aisselle. S'il ne peut marcher, il est transporté sur le brancard qui a servi à l'amener à l'hôpital.

CHAPITRE II

ARRIVÉE DES ENTRANTS DANS LES SALLES

36. — Lorsqu'un entrant arrive dans la salle, les infirmiers doivent l'accueillir avec douceur. En attendant qu'ils préparent son lit, ils le font asseoir. Si l'entrant est trop faible ou trop gravement malade pour pouvoir rester assis pendant les préparatifs, ils le font provisoirement coucher sur un lit voisin; s'il a été apporté couché, ils le laissent sur le brancard.

37. — S'il n'a pas changé de vêtements au vestiaire, si ses pieds et ses mains n'y ont pas été lavés et qu'il n'y ait pas d'ordre contraire du médecin de garde, les infirmiers de la salle exécutent ces différentes opérations comme il a été dit précédemment.

38. — Les infirmiers s'opposent à ce que les camarades de l'entrant l'importunent de questions et l'entourent en trop grand nombre.

Manière de préparer un lit.

39. — Le lit, toujours fait avec soin, doit présenter un plan uniforme, un peu plus élevé vers la tête, mais pas assez pour que le malade puisse glisser. Il faut que la pente ne se prolonge pas au delà du milieu du lit.

S'il n'y a pas de sommier, la paillasse ne doit pas être complètement remplie et il est important que sa surface supérieure ne soit pas trop bombée ; autrement, le coucher serait dur, et le malade serait exposé à glisser vers le bord du lit.

Le traversin est enveloppé par le drap inférieur, dont l'extrémité, dirigée d'arrière en avant, se glisse au-dessous de lui.

Les draps et les couvertures sont étendus régulièrement sur toute la surface du lit; leurs bords latéraux, pendants également des deux côtés, sont, ainsi que leur bord inférieur, glissés entre le sommier et le matelas sans y faire de saillie. L'extrémité supérieure de la couverture ne dépasse pas le bord inférieur du traversin.

Les draps ne doivent faire aucun pli, et la partie saillante des coutures doit être disposée de façon à ne pas être en contact direct avec le malade.

Préparation du lit dans quelques cas spéciaux.

40. — Il est des cas dans lesquels, surtout pour les blessés, la préparation du lit exige des soins particuliers. Ainsi, pour les fractures des membres, il importe non seulement que le lit soit parfaitement uni, mais qu'il ne s'affaisse pas et qu'il offre une égale résistance sur

tous les points. On se sert alors de matelas de crin, ou bien l'on place des planches entre le matelas et la paillasse ou le
sommier. De plus, la planchette qui est
aux pieds du lit doit être dévissée et en-
levée. C'est aux médecins qu'il appartient de régler ces dispositions.

41. — Toutes les fois qu'on a à crain-
dre que le malade salisse son lit, soit
par des selles involontaires, soit par un
écoulement de sang ou de pus, le lit
doit être garni, à l'endroit convenable,
d'une toile cirée et d'un drap d'alèze,
comme il sera dit plus loin (art. 82).

Tisane des entrants.

42. — Aussitôt qu'un entrant est
placé dans son lit, un infirmier se rend à
la pharmacie avec un pot à tisane pour
prendre la tisane qui a été prescrite, ou
de la tisane commune.

CHAPITRE III

SERVICE DES SALLES DES MALADES

Avant la visite du matin.

43. — Tous les matins, avant la visite, les salles des malades doivent être aérées, suivant les ordres du médecin traitant.

On n'ouvre les fenêtres qu'après s'être assuré que les malades sont bien protégés par leurs couvertures. Les fenêtres ne doivent être ouvertes que d'un côté à la fois, afin de ne pas établir un courant d'air qui puisse incommoder les malades qui toussent et ceux qui sont en sueur ou atteints d'*affections* graves ; s'il y a du vent, on ouvre de préférence les fenètres opposées au côté d'où il souffle.

44. — Pendant que les fenètres sont

ouvertes, les infirmiers remettent la salle en état d'une façon sommaire. Ils rajustent les tapis, réparent le désordre des lits, des tables de nuit ou des tablettes sur lesquelles sont déposés les fioles, les pots à tisane, les crachoirs, etc. — Ils ne doivent vider ni les vases, ni les crachoirs dont le contenu peut intéresser le médecin traitant et être l'objet de son examen.

45. — Quelquefois des malades, pour dissimuler leur état, vident leur crachoir avant la visite. Les infirmiers doivent s'attacher à leur faire comprendre que cette supercherie ne peut que nuire à leur intérêt, en privant le médecin de renseignements qui peuvent l'éclairer et servir à diriger leur traitement. S'ils ne réussissent pas à les en détourner, ils en rendent compte au médecin traitant ou à l'infirmier-major, pour que celui-ci puisse en rendre compte lui-même au médecin.

46. — Les infirmiers doivent aussi rallumer les poêles pendant l'hiver, remplir les fontaines d'eau chaude ou froide, nettoyer les pots à tisane et autres ustensiles à l'usage des malades.

47. — A défaut d'infirmiers de visite, ils enlèvent les fioles vides pour les reporter à la pharmacie, mais ne touchent pas aux médicaments qui auraient été prescrits pour être pris avant la visite ou à doses fractionnées, tels que : les potions purgatives, émétisées, etc., et aux remèdes pour usage externe qui, comme les liniments, peuvent servir plusieurs jours.

. Ils laissent aux malades qui en ont besoin de la tisane en quantité suffisante pour attendre la distribution de celle qui sera prescrite à la visite du matin.

48. — Les latrines doivent être ventilées et nettoyées avec soin. Les fenêtres sont largement ouvertes ; le sol est lavé à grande eau ou frotté, selon qu'il est dallé ou planchéié.

Lorsqu'il y a des sièges et des cuvettes à l'anglaise, les sièges sont lavés ou cirés s'ils sont en bois dur. Les cuvettes sont nettoyées, et on s'assure que les clapets fonctionnent bien. On remplit d'eau les réservoirs destinés au lavage des cuvettes.

Les lieux d'aisances devront être toujours maintenus très propres et, pour obtenir ce résultat, il est indispensable que les infirmiers exercent une grande surveillance et recommandent aux malades de ne pas monter sur les sièges et de se servir des urinoirs.

49. — Tous ces travaux manuels doivent être faits dans le plus grand ordre et avec le moins de bruit possible, afin de ne pas troubler le repos des malades qui, quelquefois, après une nuit d'agitation et d'insomnie, ne trouvent que le matin un peu de calme à leurs souffrances.

Infirmier descendant la garde.

50. — L'infirmier qui descend la garde rend compte à l'infirmier-major de l'exécution des prescriptions dont il était chargé, et lui fait connaître les remarques particulières qu'il a faites pendant la durée de sa garde, les accidents qui se sont produits chez les malades : vomissements, crachements de sang, accès de fièvre, etc.

Il doit être prudent en faisant ces communications et ne pas alarmer les malades. S'il a quelque chose à dire qui ne doit pas être entendu des malades, il le communique en dehors de la salle.

Visite du matin.

51. — La visite des *médecins traitants* constitue la partie essentielle du service : les prescriptions de médicaments, les pansements, les opérations chirurgicales, l'alimentation et une foule de prescriptions qui tiennent à l'ordre et à la discipline intérieure ou qui intéressent la salubrité, s'y rattachent. — Aussi est-il nécessaire que le silence règne dans la salle et que rien ne vienne troubler les médecins dans l'exercice de leurs fonctions.

52. — L'infirmier de service dans la salle doit écouter avec attention les recommandations qui sont faites par le médecin traitant au sujet de la surveillance qu'il convient d'apporter près de certains malades, des soins particuliers qu'il doit leur donner.

Pour éviter les erreurs et les oublis, il prend en note ces diverses recommandations.

Après la visite.

53. — Chaque infirmier, après la visite, prend les fonctions qui lui ont été assignées d'avance par l'infirmier-major.

3.

L'un accompagne le médecin qui fait des pansements, l'autre fait la distribution des tisanes ; ceux qui n'ont pas d'emploi spécial s'occupent du service général : de la propreté, de l'aération des salles, etc.

Pansements.

54. — Les infirmiers qui suivent les médecins chargés des pansements transportent les draps d'alèze, les cuvettes, le panier destiné à recueillir les pansements qu'on enlève, l'eau et tout ce qui est nécessaire.

Distribution des tisanes.

55. — Les infirmiers à qui incombe la distribution des tisanes reçoivent deux listes : la première, indiquant le total des pots prescrits, sert de bon pour toucher les tisanes à la pharmacie ; la deuxième, indiquant le numéro du lit et le nombre de pots prescrits à chaque malade, sert à faire la distribution.

Les pots à tisane, vides et parfaitement nettoyés, sont portés à la pharmacie après la visite, et la liste du total des pots est remise à l'infirmier de la pharmacie chargé de la délivrance des tisanes. Lorsque les pots sont remplis, les infirmiers les reportent dans les salles et les répartissent entre les malades, en s'assurant, à l'aide de la deuxième liste, que le numéro du pot correspond bien au numéro du lit.

Si, d'après la recommandation du médecin traitant, les tisanes doivent être bues chaudes, les infirmiers les entretiendront en cet état avec une veilleuse où autrement, en ne chauffant, toutefois, que la quantité que le malade peut boire en une ou deux fois.

Aération et soins de propreté.

56. — Ceux qui sont désignés pour

le service général ouvrent les fenêtres, à
moins d'ordre contraire du médecin traitant, en se conformant aux indications
données à l'article 43.

Ils refont les lits des malades qui sont
dans l'impossibilité de les faire eux-
mêmes, vident et rincent les vases et
les crachoirs, etc.

Ils lavent les mains et le visage des
malades qui sont hors d'état de s'ac-
quitter de ces soins de propreté.

Distribution des aliments.

57. — Au moment des distributions
des aliments du matin et du soir, les
infirmiers se lavent les mains et revêtent
un tablier propre.

Ils se rendent, accompagnés par l'infirmier-major, à l'heure indiquée par la
cloche de l'hôpital ou le clairon, à la dépense, où on leur remet les aliments des
malades, qu'ils portent dans les salles
et distribuent, en se conformant à l'appel

qui en est fait par l'infirmier de visite.

Il leur est recommandé de la manière la plus expresse de ne délivrer aux malades que les aliments qui leur ont été prescrits, et ils apportent la plus grande attention à ce qu'on ne leur dérobe rien.

Tout trafic ou échange d'aliments entre les malades est formellement interdit. Les infirmiers signalent à l'infirmier-major, qui surveille la distribution, les malades qui consommeraient des aliments qu'on ne leur a pas prescrits.

58. — Si les infirmiers ont pour devoir de veiller à ce que les malades ne se procurent jamais des aliments qui ne leur auraient pas été prescrits, ils doivent comprendre qu'ils commettraient une faute grave et encourraient une punition sévère en faisant eux-mêmes trafic d'aliments et de boissons; et que, de plus, ils se rendraient responsables des accidents qui, par leur imprudence, pourraient survenir chez les malades.

Nettoyage des salles.

59. — Après le déjeuner, les fenêtres sont ouvertes. Pendant ce temps, les infirmiers lavent avec soin et sans perdre de temps les ustensiles qui ont servi aux malades ; ils balayent la salle et cirent les parquets ou les carrelages, s'il y a lieu, battent les tapis, etc.

Avant le balayage, ils ont eu soin de couvrir les pots à tisane, de renverser les gobelets et les verres quand ceux-ci sont vides, ou de les couvrir s'ils contiennent des médicaments.

Le balayage se fait en soulevant le moins possible la poussière et en commençant par le pourtour et le dessous des lits.

Après le balayage, les lits sont remis en place, en prenant soin que la tête ne touche pas au mur.

Les infirmiers essuient les planchettes, mettent en ordre et placent d'une manière régulière les objets qui sont à la tête du lit, pour que les malades puissent les prendre facilement.

Lorsque le nettoyage de la salle est complètement terminé, les fenêtres sont fermées en totalité ou en partie.

Visite du soir.

60. — L'infirmier de salle accompagne, avec l'infirmier-major et l'infirmier de visite, le médecin qui fait la visite du soir. Il lui rend un compte détaillé de ce qui est arrivé, depuis la visite du matin, à chacun des malades soumis à sa surveillance particulière, et de tous les faits saillants survenus dans le service.

Tenue des salles entre les visites.

61. — Les infirmiers, en dehors des travaux de propreté qu'ils ont exécutés le matin avant et après la visite, doivent encore pendant la journée assurer le bon

entretien des salles et de leurs dépen-
dances. Il leur est prescrit de ne jamais
rien laisser dans les salles de malades
qui puisse en compromettre la salubrité.

Chauffage, température des salles.

62. — Lorsque les salles sont chauffées, les infirmiers entretiennent les feux
et font en sorte d'avoir une température
modérée et toujours à peu près égale,
entre 15 et 16 degrés, à moins d'indica-
tion spéciale du médecin traitant.

Pendant l'été, si la chaleur extérieure
est élevée, on ferme les rideaux et les
persiennes du côté de la salle exposé
aux rayons du soleil, tandis qu'on tient
ouvertes les fenêtres opposées.

Surveillance, police des salles.

63. — Les infirmiers doivent recom-
mander à tous les malades de ne point
se lever, ni sortir des salles pour se pro-

mener ou aller aux lieux d'aisances sans être suffisamment vêtus.

Ils s'opposent à ce que les malades entretiennent dans les salles des conversations bruyantes et à ce qu'ils y fument ou se couchent sur leurs lits avec leurs chaussures.

Tous les jeux d'argent sont interdits aux malades. Les jeux désintéressés auxquels ils peuvent se livrer ne doivent pas troubler le repos de leurs camarades.

Visites faites aux malades.

64. — Lorsque les malades sont dans un état grave et qu'ils sont visités par quelques-uns de leurs camarades soit des salles, soit de l'extérieur, ou par leurs parents, les infirmiers doivent veiller à ce qu'on ne les fatigue pas par une conversation trop prolongée, et surtout à ce qu'on ne leur donne ni aliments, ni fruits, ni *médicaments*, rien enfin qui n'ait été autorisé par le médecin traitant.

Service de nuit.

65. — Quand la nuit est arrivée, les infirmiers doivent faire coucher les malades et exiger le silence, particulièrement dans les salles où il y a des malades très souffrants et qui ont besoin de repos.

Il leur est défendu de se coucher et il leur est prescrit de visiter souvent les malades, dont l'état est sérieux et nécessite une surveillance et des soins particuliers.

Lorsqu'il y a deux infirmiers de garde, ils se partagent le service de nuit, et l'un d'eux peut être autorisé à se coucher tout habillé sur un lit réservé à cet usage, pendant que l'autre veille. Quand il n'y a qu'un seul infirmier de garde par salle, ce n'est qu'exceptionnellement qu'il peut être autorisé à s'étendre tout habillé sur un lit; il doit toujours être prêt à répondre au premier appel des malades.

Éclairage.

66. — Les salles de malades sont éclairées pendant la nuit, mais de façon que les malades ne puissent être dérangés par une lumière trop vive.

Les latrines, et le couloir par lequel on s'y rend, doivent être parfaitement éclairés.

Les infirmiers doivent veiller au bon fonctionnement des lampes, veilleuses, et autres appareils d'éclairage.

CHAPITRE IV

SOINS PARTICULIERS A DONNER
AUX MALADES

67. — Les infirmiers de service dans les salles surveillent les malades, et particulièrement ceux qui sont dans un état grave ; ils font boire ceux qui ne peuvent se servir eux-mêmes. A défaut de sœurs ou d'infirmiers de visite, ils administrent aux heures indiquées par les médecins les potions et les autres médicaments, et exécutent ponctuellement les instructions qui leur ont été données.

Ils viennent en aide aux malades qui désirent être soulevés, changer de position dans leur lit, se lever, ou satisfaire à un besoin.

Renouvellement de la tisane.

68. — La tisane est distribuée deux fois par jour : le matin après la visite, dans l'après-midi de deux à trois heures.

Lorsque la quantité inscrite sur les cahiers de visite est épuisée, l'infirmier donne de la tisane commune, en attendant qu'une nouvelle prescription ait pu être faite.

Manière de faire boire les malades.

69. — Pour faire boire un malade, on se place à sa droite et, passant la main et l'avant-bras gauche sous l'oreiller ou le traversin, on lui soulève doucement la tête et la poitrine et, de la main droite, on approche le verre de sa bouche.

On le fait boire lentement en lui donnant le temps d'avaler et en faisant en sorte de ne pas répandre de liquide sur la chemise ou sur le lit. On ne donne qu'une petite quantité de boisson à la fois.

Administration des médicaments.

70. — Lorsque à défaut d'infirmier de visite l'infirmier de salle est chargé de faire prendre aux malades les médicaments, tels que les potions et les pilules, qui doivent être administrées à des heures espacées dans la journée et pendant la nuit, il doit se conformer aux recommandations suivantes :

Les potions sont données généralement par une ou deux cuillerées à la fois, suivant les indications du médecin.

Les pilules sont administrées dans une cuillerée d'eau ou de tisane. L'infirmier doit se rendre bien compte du nombre de pilules qu'il donne et faire attention si le malade, au lieu de les avaler, ne les garde pas dans sa bouche pour les cracher ensuite.

Si un remède, prescrit à la visite, n'a pas été donné au malade, ou si celui-ci a refusé de le prendre, l'infirmier de salle en informe aussitôt l'infirmier-major.

Les médicaments destinés à l'usage externe sont toujours renfermés dans des fioles en verre coloré portant une étiquette jaune orangé.

Changement du linge.

71. — Les effets à l'usage des ma-

lades sont changés à des époques fixes,
savoir :

Les draps de lit, tous les dix jours.
Les caleçons, tous les huit jours.
Les chemises . . . . . ⎫
Les cravates . . . . . ⎪   tous
Les bonnets de coton. ⎪
Les chaussettes. . . . ⎬   les cinq
Les mouchoirs . . . . ⎪   jours.
Les serviettes. . . . . ⎭
Les nappes et les serviettes pour
  les officiers, aussi souvent que
  cela est nécessaire.

Indépendamment de ces changements
réguliers, lorsque les chemises, les draps
ou autres effets sont mouillés par la
sueur du malade ou salis par du sang,
du pus ou des matières fécales, ils doivent être changés.

Le linge qui a servi à un sortant est
toujours livré au blanchissage.

Précautions à prendre pour le changement
de linge.

72. — Lorsque les malades sont en sueur, leur linge, s'il est mouillé, ne doit être changé qu'après l'arrêt de la transpiration et quand ils commencent à ressentir une impression de fraîcheur ou de froid. Jusque-là, il faut éviter de les découvrir. Toutefois, dans le cas où ils seraient trop fatigués par la chaleur et trop couverts, l'infirmier pourra les soulager en rejetant une des couvertures sur leurs pieds.

Le changement de linge doit être fait rapidement et de façon que le malade ne se refroidisse pas. La chemise est chauffée et les draps sont bassinés, s'ils sont froids ou humides. Pendant ce changement, les fenêtres de la salle sont fermées.

73. — Si le malade est souillé par des matières fécales, du pus, etc., l'infirmier le lave et le nettoie avec de l'eau tiède ; il profite de cette occasion pour arranger le lit, étendre le drap inférieur, relever le traversin, etc., s'il n'y a pas lieu de refaire le lit.

Lorsque les draps doivent être changés, on couche le malade sur un lit de rechange à proximité, ou on l'assoit dans un fauteuil quand il n'est pas trop souffrant.

74. — Il est important, en changeant de linge et de lit des hommes gravement malades, d'agir avec une grande douceur, de leur éviter des secousses, de bien les soutenir et de ne pas les laisser trop longtemps assis. Ces changements sont toujours, pour des personnes très affaiblies, une cause de fatigue, et on a vu quelquefois la syncope en être la suite.

Si cet accident se produit, l'infirmier recouche immédiatement le malade, en ayant soin de retirer les oreillers et le traversin, afin de maintenir la tête basse. Le médecin de garde est aussitôt informé. En attendant son arrivée, on fait respirer du vinaigre, on fait des aspersions d'eau froide sur le visage, on frictionne vivement les membres et la poitrine.

Placement et changement d'un drap d'alèze.

75. — Dans les cas où le drap de dessous n'est pas assez sale pour être changé, l'infirmier se borne à passer sous le malade un drap d'alèze bien sec.

L'alèze est un drap plié en plusieurs doubles que l'on place en travers du lit, à une hauteur convenable, pour protéger le drap de dessous et le matelas contre l'humidité et les souillures, et maintenir le malade en état de propreté. Elle est généralement faite avec de vieux draps. Elle doit avoir la même largeur que le drap, afin qu'on puisse la rentrer de chaque côté sous le matelas ; sa hauteur est ordinairement de un mètre, mais cette dimension peut varier suivant les besoins.

Si l'alèze ne paraìt pas suffisante pour garantir le lit, on place au-dessous d'elle une toile cirée de dimensions telles qu'elle ne déborde l'alèze ni en haut ni en bas.

76. — Toutes les fois qu'un drap d'alèze est sali, il doit être changé. Pour être bien faite, cette petite opération exige deux infirmiers, surtout si le malade est lourd et s'il ne peut pas s'aider ; elle s'exécute de la manière suivante : On engage l'extrémité de la nouvelle alèze entre les plis de l'extrémité la plus courte de l'alèze qui est sous le malade, et on les fixe avec de fortes épingles en ayant soin que les pointes ne fassent pas saillie.

Cela fait, on tire à soi, avec précaution, l'alèze salie qui entraîne l'autre à sa suite. Un infirmier aide le malade à se soulever et dirige l'alèze de remplace-

ment dont la surface doit être régulièrement tendue.

Si l'on veut changer en même temps
la toile cirée et l'alèze, on s'y prend
comme il suit : Une toile cirée et une
alèze propres étant préparées et roulées
lâchement, l'un des infirmiers, placé du
côté le plus commode, pousse la toile
cirée et l'alèze sales de l'autre côté du
malade, et glisse aussitôt sous lui la
toile cirée et l'alèze propres. L'autre infirmier, placé de l'autre côté du lit, glisse
les mains sous le malade, qu'il aide à se
soulever si cela est nécessaire, et attire
vers lui la toile cirée et l'alèze.

77. — Si le malade est trop lourd, ou
s'il ne peut faire aucun effort, il faut
trois infirmiers pour changer le drap
d'alèze. L'un d'eux se place près de la
tête du malade et lui soulève la partie
supérieure du corps, en passant les bras
sous les épaules. Le second, placé du
même côté du lit, soulève les parties in-

férieures du corps avec ses deux bras passés, l'un sous les reins, l'autre sous les cuisses ou sous les jarrets. Lorsque le malade est ainsi soulevé, le troisième infirmier, placé de l'autre côté du lit, peut facilement remplacer les alèzes.

Manière de changer un malade de lit.

78. — Les deux lits doivent être placés l'un à côté de l'autre et dans le même sens.

Si le malade est capable de s'aider de ses bras, un seul infirmier vigoureux peut suffire. Il se place d'un côté du lit, le côté gauche, par exemple. Il passe un bras sous le tronc, l'autre sous les jarrets du malade, tandis que celui-ci lui entoure le cou avec ses bras. Il le soulève alors et le porte sur le lit nouvellement préparé, qu'il aborde également par le côté gauche.

Si le malade ne peut pas faire d'efforts, deux infirmiers sont indispensables. Placés tous deux du même côté du lit, ils soulèvent, l'un la partie supérieure, l'autre la partie inférieure du corps, comme il a été dit dans le paragraphe précédent (77), et transportent facilement le malade du premier lit dans le second. Un troisième infirmier peut être utile pour soutenir la tête, ou un membre du malade pendant le transport.

Enfin, si le malade ne doit être remué qu'avec précaution, quatre infirmiers deviennent nécessaires. Deux se placent entre les deux lits et, soulevant le malade comme il vient d'être indiqué, le portent hors de son lit; les deux autres infirmiers viennent alors se placer de l'autre côté du malade, en face des deux premiers, et se substituent à eux pour déposer le malade sur le lit nouveau.

Crachoirs et drap pour les crachats.

79. — Les infirmiers doivent veiller

à ce que les malades ne crachent pas ailleurs que dans leurs crachoirs.

Lorsque les malades qui sont très affaiblis et crachent abondamment éprouvent de la fatigue à saisir le crachoir qui est à la tête de leur lit, on étend au-devant de leur poitrine un drap d'alèze plié en double, le pli dirigé en bas. Les malades peuvent alors cracher sur l'alèze, ou dans l'intérieur en soulevant le bord.

Chaise percée.

80. — On place près du lit des malades qui sont incapables de se rendre aux lieux d'aisances une chaise percée ou un seau inodore. L'infirmier aide les malades, si c'est nécessaire, à descendre de leur lit et veille à ce qu'ils n'aient jamais les pieds nus sur le sol. Il leur met leurs pantoufles et les enveloppe d'une couverture.

La chaise ou le seau, toujours vidés

immédiatement et désinfectés, ne doivent répandre aucune odeur.

Bassin et urinal.

81. — Le bassin est un vase aplati, muni d'un manche fermé par un bouchon et destiné à recevoir les garde-robes des malades, lorsqu'ils sont trop faibles pour se lever ou lorsque la nature de leur maladie s'y oppose. Pour passer le bassin, l'infirmier soulève le malade et glisse sous lui le bassin avec précaution, après en avoir préalablement chauffé les bords.

L'urinal est un vase à col incliné dans lequel les malades peuvent uriner sans sortir de leur lit. On le place de telle sorte que l'urine ne puisse déborder, et au besoin on le fait chauffer, ou on l'entoure d'un linge, pour éviter le contact d'un corps froid avec les cuisses du malade.

Bouillottes d'eau chaude.

82. — Pour réchauffer certains malades, on place à leurs pieds, ou à leurs côtés, des vases spéciaux en étain ou des cruchons de grès remplis d'eau chaude. Ces vases doivent être soigneusement bouchés et enveloppés d'un linge. Lorsqu'ils sont très chauds, il faut avoir soin de les placer à une petite distance du corps du malade pour éviter de le brûler. Cette précaution est surtout importante lorsque le malade est sans connaissance ou privé de sensibilité; le contact direct pourrait, en effet, occasionner des brûlures graves sans que le malade s'en aperçoive.

Surveillance des malades délirants.

83. — Les malades atteints de délire exigent la plus grande surveillance. Souvent il est difficile de les maintenir dans leur lit ; ils veulent se lever, sortir de la salle sans être habillés; quelquefois ils essayent d'attenter à leurs jours, ils cherchent à se précipiter par les fenêtres.

Afin d'éviter toute chance d'accident, l'infirmier doit enlever tous les objets qui peuvent se trouver à la portée du malade délirant, pots, crachoirs, couteaux, fourchettes, etc.

L'infirmier, en pareil cas, ne saurait être trop vigilant; si, par sa négligence, il arrivait un accident, il assumerait une grave responsabilité.

Application de la camisole de force.

84. — Lorsque le malade est violent, qu'on ne peut arriver à l'empêcher de quitter son lit, ou que l'on craint qu'il ne commette quelque acte fâcheux, on le maintient dans son lit à l'aide de la camisole de force.

Les infirmiers ne doivent recourir à ce moyen que sur l'ordre du médecin ou, à son défaut, de l'officier d'administration. En plaçant la camisole de force, ils agiront avec douceur, sans brusquerie ni violence.

Le malade auquel on a appliqué la camisole de force ne doit jamais être perdu de vue. L'infirmier doit s'assurer fréquemment que les liens ne sont pas relâchés, qu'ils ne sont pas trop serrés, qu'ils ne blessent pas le malade, et surtout que celui-ci respire librement. Le manque de surveillance en pareil cas pourrait avoir les conséquences les plus funestes.

Surveillance spéciale de certains malades.

85. — Lorsqu'un infirmier a été placé spécialement de garde auprès d'un malade atteint d'une maladie grave, ou auprès d'un malade placé dans un cabinet isolé, il ne doit jamais s'en éloigner. S'il est forcé de s'absenter, même pour quelques instants, il ne doit le faire qu'après s'être fait remplacer.

Il doit se conformer d'ailleurs plus rigoureusement qu'en aucun autre cas aux instructions spéciales qui lui ont été données ; et dès qu'un phénomène insolite se manifeste, il en prévient sans retard le médecin de garde.

Devoirs de l'infirmier près des mourants et après leur décès.

86. — Les derniers moments d'un mourant imposent le respect. Le silence doit se faire autour de lui. L'infirmier éloignera ceux qui, par un autre motif que l'affection, entoureraient le malade ; il empêchera les conversations bruyantes de s'établir dans son voisinage.

Dès le commencement de l'agonie, l'infirmier de garde avertit l'infirmier-major ; et, quand le malade a rendu le dernier soupir, le médecin de garde en est immédiatement informé. Celui-ci, après avoir constaté le décès, fixe l'heure à laquelle le corps sera transporté dans la salle des morts.

Les infirmiers, sous la direction de l'infirmier-major, procèdent alors aux différentes opérations relatives à la levée du corps en y apportant toute la décence possible. Ils le transportent sans bruit, de manière à ne pas attirer l'attention des malades.

Après l'enlèvement du corps, tous les objets de literie sont immédiatement changés.

CHAPITRE V

LAVAGES, LOTIONS, FOMENTATIONS, IRRIGATIONS, FRICTIONS, Etc.

87. — Il est certaines prescriptions dont l'exécution peut être attribuée, suivant les circonstances, aussi bien aux infirmiers d'exploitation qu'aux infirmiers de visite et qu'ils doivent être tous en mesure d'accomplir ; tels sont : les lavages, les lotions, les fomentations, les irrigations, les applications de glace et les frictions.

Lavages.

88. — Les *lavages* ont pour but de nettoyer une partie souillée par du pus ou du sang desséché, ou par d'autres matières.

Ils se font avec une éponge ou une

compresse imbibée d'eau chaude et modérément exprimée. Pour empêcher que le liquide qui s'écoule de l'éponge ne mouille le lit et ne se répande sur les autres parties du corps, l'infirmier place d'abord un drap d'alèze au dessous de la partie qui doit être lavée.

Le lavage est fait avec douceur et tout le soin nécessaire pour ne pas fatiguer et faire souffrir le malade. L'éponge ou la compresse est plongée chaque fois qu'il convient, pour la débarrasser des impuretés dont elle se charge, dans un vase d'eau chaude que l'infirmier a près de lui. La partie lavée est essuyée avec un linge à demi usé, bien sec et au préalable chauffé, s'il en est besoin, et immédiatement recouverte.

Lotions.

89. — Les *lotions* consistent en applications de liquides sur certaines parties du corps ou sur le corps tout entier. Elles se font avec des éponges ou des compresses imbibées d'eau, soit pure, soit additionnée de principes médicamenteux.

Les lotions chaudes se pratiquent rapidement sur certaines parties limitées du corps avec de l'eau aussi chaude que le malade peut la supporter.

Les lotions froides sont ordinairement générales ; elles se pratiquent de la façon suivante :

Une toile cirée et un drap d'alèze sont placés sous le malade, puis les différentes parties du corps sont successivement découvertes et lotionnées avec une grosse éponge ou avec des compresses trempées dans de l'eau à la température ordinaire. Il est bon d'ajouter un peu de vinaigre à l'eau employée pour les lotions. Les parties, après avoir été lotionnées à plusieurs reprises, sont essuyées et recouvertes de manière à éviter un refroidissement trop intense. Il faut veiller à ce que le malade ne se trouve pas dans un courant d'air pendant cette opération. Les portes et les fenêtres seront fermées au voisinage du malade. Lorsque toutes les parties du corps ont été successivement lotionnées et essuyées, on change la chemise du malade, si elle est souillée ou simplement mouillée, et on le transporte dans le lit de rechange qui doit être prêt.

Ces lotions doivent être faites avec douceur, de manière à ne pas faire souffrir les malades ; on aura soin de se servir, pour essuyer la peau, de linge à demi usé.

Si des lotions doivent être faites à plusieurs malades, on changera l'eau et l'éponge, ou du moins l'éponge sera lavée avec soin ; si on se sert de compresses, on emploiera pour chaque malade des compresses propres.

Fomentations.

90. — Les *fomentations* sont des applications sèches ou humides faites sur une partie que l'on veut réchauffer ou maintenir humide et chaude.

Les fomentations sèches se pratiquent au moyen de serviettes, de flanelles fortement chauffées. On peut encore réchauffer une partie malade avec des sachets de sable chaud, un cylindre d'étain, une bouteille de grès remplie d'eau chaude, une brique chaude, etc. ; on devra avoir la précaution d'envelopper de linge ces objets, afin d'éviter des brûlures, ce qui pourrait arriver chez des malades sans connaissance, ou paralysés et dépourvus de sensibilité.

Les fomentations humides se font avec de la flanelle ou des compresses trempées, selon la prescription, dans l'eau chaude, tiède ou froide, chargée ou non de principes médicamenteux.

Avant de faire cette application, on garnit la partie correspondante du lit d'une alèze qui l'empêche d'être mouillée; puis l'étoffe qui sert à la fomentation est fortement exprimée, étendue sur la région à fomenter et recouverte d'une toile cirée. Des imbibitions répétées en temps opportun maintiennent l'étoffe au degré d'humidité et de température indiqué.

Irrigations.

91. — On appelle *irrigation* l'écoulement permanent d'un filet d'eau sur une partie du corps.

Avant de commencer une irrigation, il faut préserver de l'humidité le lit et les vêtements du malade avec des draps d'alèze et une toile cirée, disposés de telle sorte que l'eau s'écoule facilement dans un réservoir placé près du lit.

La partie irriguée est recouverte d'une compresse destinée à empêcher l'eau de tomber de tout son poids sur les organes malades, et à la répartir sur une plus grande surface.

L'appareil à irrigation se compose d'un réservoir, d'un conducteur qui amène le liquide sur la partie malade, et d'un vase qui reçoit l'eau de l'irrigation.

L'infirmier doit veiller à ce que les différentes parties de l'appareil fonctionnent bien, pour que l'irrigation se fasse d'une manière régulière et ininterrompue. Il s'assure aussi que les toiles cirées sont convenablement disposées.

La durée des irrigations est fixée par le médecin traitant.

Applications de glace.

92. — Les *applications de glace* se font au moyen de vessies de porc ou de sacs de caoutchouc que l'on remplit de morceaux de glace concassée, et que l'on maintient en place à l'aide de quelques tours de bande.

L'infirmier doit veiller à ce que la vessie qui renferme la glace reste constamment appliquée sur le point indiqué par le médecin ; il la remet en place si elle vient à se déranger. Dès que la glace est fondue, il jette l'eau et la remplace par de nouveaux fragments de glace en prenant la précaution de bien lier la vessie, afin que le malade ne soit pas mouillé.

On conserve le bloc de glace dans un morceau de flanelle ou dans une couverture de laine, et on le maintient, autant que possible, dans un endroit frais.

Frictions. Massage.

93. — Les frictions consistent en frottements plus ou moins répétés et plus ou moins rudes exercés sur une partie du corps. Elles sont sèches ou humides.

Les frictions sèches se pratiquent avec la main nue ou garnie d'une compresse, d'une flanelle, d'un gant de crin ou d'une brosse en flanelle. L'efficacité de la fric-

tion dépend de la vitesse des mouvements plutôt que de l'intensité de la pres-
sion; la friction sèche détermine de la
chaleur, un léger sentiment de cuisson
et donne à la peau une nuance rosée.

Les frictions humides se font surtout
avec des liquides onctueux, nommés
liniments. Elles ont le plus souvent pour
but de faire absorber des substances
médicamenteuses. Pour en éviter lui-
même l'absorption, l'infirmier doit faire
la friction à l'aide d'un morceau d'étoffe.

La durée de la friction doit être environ
de 10 minutes. En général, après la friction, on enveloppe la partie d'un linge
ou d'une flanelle, et on y joint quelquefois la pièce d'étoffe qui a servi à frictionner.

La *friction* est le seul genre de *mas-
sage* que puissent exécuter les infirmiers.

CHAPITRE VII

BAINS GÉNÉRAUX. — PARTIELS. — BAINS DE VAPEUR ET FUMIGATIONS. — DOUCHES. — MASSAGE

Service des bains.

94. — Les infirmiers attachés à ce service sont chargés de la préparation des bains, de l'entretien des salles de bains et du matériel qu'elles renferment : baignoires, appareils à douches, à vapeur, etc.

Les baignoires doivent toujours être tenues avec la plus grande propreté ; après chaque bain, elles sont lavées et essuyées avec soin.

Des bains en général.

95. — Les bains se donnent avec de l'eau ou de la vapeur.

Ils sont *simples* ou *médicamenteux*, et dans les deux cas ils sont *locaux* ou *généraux*.

Les bains locaux sont les bains de pieds, les bains de mains, les bains de siège; ils se donnent ordinairement dans les salles des malades. Les bains généraux, et les bains de vapeur se prennent dans des salles spéciales. Quelquefois, cependant, si le médecin traitant le juge nécessaire, ces bains sont administrés dans les salles de malades.

Bains généraux simples.

96. — Les bains généraux simples peuvent être, suivant leur température, froids, frais, tièdes et chauds.

Les bains *froids* sont ceux dont la température ne dépasse pas 20° centigrades.

Les bains *frais* ont une température qui peut varier de 20° à 30°.

La température des bains *tièdes* peut varier de 30° à 35° centigrades.

Les bains *chauds* sont ceux dont la température s'élève au-dessus de 35° et ne dépasse pas 40°.

Bains tièdes.

97. — Ce sont les bains le plus fréquemment employés. On les donne communément à une température moyenne de 33° à 35° centigrades, à moins d'une prescription spéciale du médecin traitant.

Le point important dans la préparation d'un bain est d'en bien régler la température, qui doit rester la même pendant toute la durée du bain. Le thermomètre sert de guide au baigneur qui, malgré une grande habitude, ne doit pas s'en rapporter à la sensation donnée par la main.

Les bains ordinaires de *propreté* sont des bains tièdes; leur durée ne doit pas dépasser une demi-heure. Dans les autres cas, c'est au médecin qu'il appartient d'en fixer la durée.

Recommandations pour l'administration des bains.

98. — Les malades qui se rendent aux bains doivent toujours être suffisamment vêtus, et, s'ils sont incapables de s'y rendre seuls, les infirmiers les y accompagnent ou les transportent sur un brancard.

Le bain doit être pris à jeun, ou au moins trois heures après avoir mangé.

Les malades sont assez souvent disposés à trop élever la température de leurs bains. Il peut en résulter des accidents graves, des syncopes, etc. Le baigneur ne permettra donc pas aux malades d'ajouter de l'eau chaude sans en avoir lui-même constaté l'utilité. Il devra exercer une surveillance attentive à cet égard.

Il recommande aussi aux malades de ne pas exposer à l'air le cou et les épaules lorsqu'ils ont été mouillés, de s'essuyer promptement avec des linges chauds et secs au sortir du bain, et de s'habiller ensuite aussi rapidement que possible.

Pendant l'administration des bains, les fenêtres sont fermées. Cependant il peut être quelquefois utile, en été, si la salle de bains est petite et mal aérée, d'ouvrir les impostes, mais à la condition que le malade n'en soit pas incommodé.

Manière de mettre un malade dans le bain.

99. — Les malades trop faibles pour se mettre dans le bain sont aidés par les infirmiers, qui les placent dans la baignoire et les en sortent, après le temps prescrit.

Cette double opération s'exécute de la manière suivante :

Un des infirmiers, placé derrière le malade, le saisit sous les épaules, tandis qu'un autre le prend par les extrémités inférieures ; ils le soulèvent, le portent au-dessus de la baignoire et le descendent sans secousse dans le bain.

La sortie du bain s'exécute par un procédé analogue et avec les mêmes précautions.

Au sortir du bain, les malades sont soigneusement essuyés avec du linge sec et chaud, et sont complètement vêtus avant de retourner ou d'être reportés dans leur salle.

Administration des bains dans les salles de malades.

100. — Quand l'état du malade exige qu'un bain lui soit donné près de son lit, les infirmiers apportent une baignoire qu'ils placent près du lit en laissant entre les deux un intervalle suffisant pour qu'on puisse passer.

Le bain est préparé à la température voulue, qui est constatée à l'aide d'un thermomètre. Une provision d'eau chaude est mise en réserve pour réchauffer le bain, si cela est nécessaire ; les portes, et les fenêtres sont fermées. Cela fait, les infirmiers mettent le malade dans le bain, ou l'aident à y entrer.

Pendant la durée du bain, un infirmier reste près du malade pour le surveiller et l'aider au besoin ; il s'assure que le malade n'éprouve aucune défaillance et ne s'abandonne pas au sommeil. Un autre infirmier refait le lit, le bassine et prépare un drap qu'il fait chauffer.

Dès que le malade est retiré du bain, il est enveloppé dans le drap, essuyé et frictionné, si le médecin l'a prescrit. On doit agir rapidement et de façon que le malade n'éprouve pas de refroidissement. Une fois essuyé, il est revêtu de sa chemise et placé dans son lit.

Bains généraux médicamenteux.

101. — Les bains généraux médicamenteux sont très nombreux ; outre les eaux minérales naturelles qui en fournissent un grand nombre d'espèces, il y en a beaucoup que l'on prépare artificiellement. Ce sont les bains de son, les bains savonneux, gélatineux, sulfureux, alcalins, mercuriels, etc.

On donne ordinairement les bains médicamenteux dans des baignoires spéciales, baignoires en bois ou baignoires émaillées, qui ne sont pas susceptibles de se détériorer par l'action des substances médicamenteuses.

Bains de pieds.

102. — Outre les bains de pieds de propreté, les infirmiers ont souvent à faire prendre des bains de pieds médicamenteux, c'est-à-dire additionnés de substances telles que farine de moutarde, vinaigre, sel de cuisine, etc. La durée de ces bains varie de 10 à 20 minutes. Au bout de ce temps l'effet voulu est ordinairement produit, et il pourrait être dangereux de les prolonger davantage.

Le bain de pieds médicamenteux le plus fréquemment employé est le *pédiluve sinapisé*, c'est-à-dire additiönné d'une certaine quantité de farine de moutarde.

Dans ce cas, la température de l'eau ne doit pas aller au delà de 30 degrés. L'infirmier verse d'abord dans la baignoire une petite quantité d'eau froide dans laquelle il délaye la poudre de moutarde. Il ajoute après, peu à peu, l'eau nécessaire pour compléter le bain, en l'agitant avec la main, afin de faciliter le mélange de la poudre et de l'eau. La quantité d'eau doit être assez grande pour que les deux pieds plongent entièrement dans l'eau, ainsi que la partie inférieure des jambes.

Le malade est enveloppé dans une couverture de laine, et le vase est recouvert d'un drap qui empêche l'odeur pénétrante de la moutarde de s'élever et de l'incommoder. On doit avoir en réserve de l'eau chaude pour réchauffer le pédiluve. Après dix ou quinze minutes, les pieds sont retirés de l'eau et immédiatement essuyés.

103. — Les infirmiers ne doivent jamais perdre de vue les hommes qui prennent des bains de pieds, car ce bain amène quelquefois des défaillances. En pareille circonstance, on donne au malade les soins indiqués à l'article 75, et le médecin de garde est informé de l'accident.

Bains de mains.

104. — Les *manuluves*, ou bains de mains, demandent les mêmes précautions que les bains de pieds ; ils peuvent être pris dans le lit, garni préalablement d'une toile cirée et d'un drap d'alèze. La température de l'eau et la durée de l'immersion sont indiquées par le médecin traitant.

Bains de siège.

105. — Le bain de siège se donne dans une baignoire spéciale ayant la forme d'un fauteuil. Le malade s'y assoit de façon que le siège et les parties adjacentes du ventre et des cuisses plongent dans l'eau. Il doit être recouvert d'un drap ou d'une couverture. La durée du bain est de vingt à trente minutes; la température est celle d'un bain ordinaire.

En sortant du bain, le malade est essuyé rapidement avec une serviette un peu usée et qui est chauffée, si la saison l'exige.

Bains de vapeur en général.

106. — Les bains de vapeur sont ceux dans lesquels le corps est soumis à l'action de la vapeur d'eau.

Ils se donnent dans des chambres spéciales qu'on appelle *étuves*, ou dans des appareils portatifs, qui sont formés d'une boîte en bois, ou d'un châssis soutenant une enveloppe de toile cirée, tissu imperméable, etc., et qui servent également à administrer les fumigations.

Bains d'étuve.

107. — L'étuve est une chambre remplie de vapeur d'eau qui y est amenée d'un générateur par un ou plusieurs conduits. La température étant plus élevée à la partie supérieure de l'étuve, on recommande aux malades, lorsqu'il existe des gradins, de se placer sur les gradins inférieurs.

La température de l'étuve ne doit guère s'élever au delà de 40° à 45° centigrades. La durée du bain de vapeur varie de quelques minutes à une demi-heure ; c'est le médecin qui la fixe pour chaque cas particulier.

Bains gazeux ou de vapeur dans les appareils portatifs.

108. — Dans les appareils portatifs tels que la boîte à fumigation qui existe dans les hôpitaux militaires, on peut donner, à volonté, des bains d'air chaud ou de vapeur d'eau. Les bains d'air chaud s'obtiennent en plaçant dans l'appareil une lampe à alcool à plusieurs becs. Pour les bains de vapeur d'eau, la vapeur arrive par un tuyau flexible qui s'adapte au couvercle d'une petite chaudière placée sur un réchaud.

Le malade s'assoit dans cette boîte et peut y rester vingt-cinq à trente minutes, plus ou moins, selon la prescription. Sa tête, qui sort par une ouverture pratiquée à la partie supérieure de la boîte, doit être préservée de l'air chaud ou de la vapeur. A cet effet, on interpose une serviette ou un drap entre le cou du malade et cette ouverture. La température de l'intérieur de la boîte, comme celle de l'étuve, doit s'élever à 40 ou 45°.

On peut, si l'on veut donner le bain dans les salles de malades, remplacer la boîte fumigatoire par un appareil composé de montants en bois, articulés entre eux et d'inégale hauteur. L'appareil est recouvert d'une toile imperméable dont un des bords touche le sol, et dont l'autre est fixé autour du cou du malade, qui est assis sur une chaise au centre de l'appareil.

Bain de vapeur au lit du malade.

109. — Le bain peut être donné, le malade étant couché dans son lit. On soulève les couvertures du lit au moyen de cerceaux, et l'on fait arriver par le pied du lit de l'air chaud ou de la vapeur ; le lit, dans ce cas, remplace la boîte à fumigation.

110. — Un appareil simple et commode à la fois pour administrer des bains d'air chaud consiste en un tuyau de poêle coudé, dont la portion verticale, de 60 à 80 centimètres environ, est placée au dehors et au pied du lit, et la portion horizontale, de 30 à 40 centimètres, est introduite sous les couvertures, qui sont soulevées par des cerceaux. Une lampe à esprit-de-vin à trois mèches, d'une capacité de 200 grammes, est placée à l'orifice du tuyau qui repose sur le plancher; cet orifice est légèrement entaillé dans sa circonférence, afin de faciliter l'introduction de l'air extérieur.

On allume d'abord les trois mèches pour produire immédiatement l'action la plus intense, et, quand l'effet doit être ralenti, on éteint une des mèches, puis une seconde. Afin que le métal qui s'échauffe ne brûle pas les effets de couchage, le tuyau horizontal est enveloppé d'un manchon en bois sur lequel reposent les couvertures. Il faut veiller à ce que l'air chaud n'arrive pas directement sur les pieds du malade.

Soins à prendre pendant et après les bains de vapeur.

111. — Il arrive fréquemment que pendant les bains de vapeur, les malades ont le visage congestionné et se plaignent de maux de tète. Pour y remédier, l'infirmier leur appliquera fréquemment sur la tète et sur la nuque une éponge ou une compresse imbibée d'eau froide.

Les malades qui ont pris des bains de vapeur ou d'air chaud sont enveloppés d'une couverture et couchés dans un lit immédiatement après le bain. Ils y restent jusqu'à ce que la transpiration soit arrêtée.

Douches en général.

112. — On appelle *douche* la projection à distance variable, sur le corps ou sur une partie du corps, d'eau ou de vapeur à l'aide d'appareils spéciaux. La douche est l'instrument principal du traitement hydrothérapique.

Les douches liquides sont *froides* ou *chaudes*, ou alternativement chaudes et froides; ces dernières prennent le nom de douches *écossaises*.

On donne les douches à l'aide d'appareils variés. Suivant la disposition de l'ajutage, qui se termine par une pomme d'arrosoir, par un tube à ouverture arrondie ou transversale, on a la *douche en pluie, en lance,* ou *en lame.* Il y a des appareils spéciaux pour donner d'autres variétés de douches : la *douche en cercle,* composée de plusieurs cerceaux superposés et percés de nombreux trous qui livrent passage à l'eau, la *douche ascendante,* etc.

Des infirmiers exercés à l'administration des douches sont chargés de ce service. Ils doivent connaître parfaitement le maniement des divers appareils, et être renseignés sur les effets des douches, afin de pouvoir appliquer avec sûreté cet important moyen de traitement.

Précautions à prendre avant la douche.

113. — Les malades sont accompagnés à la douche par un infirmier qui les aide à se déshabiller, s'il est nécessaire.

Après s'être déshabillé dans le vestiaire qui, en hiver, doit être chauffé, le malade s'enveloppe d'une chemise de flanelle et se rend à la salle de douches. L'infirmier veille à ce qu'il ne se débarrasse entièrement de ses vêtements qu'au moment où son tour est venu d'aller à la douche.

Douches froides.

114. — La douche est administrée *exclusivement* par l'infirmier affecté à ce service.

L'infirmier doucheur est astreint à

suivre ponctuellement les prescriptions du médecin traitant, qui lui sont transmises par l'infirmier-major de service. Lorsque le malade ne voudra pas se soumettre au traitement hydrothérapique, il en préviendra ce dernier.

C'est au médecin seul qu'il appartient de régler le genre de douche et sa durée. Cette durée, pour la douche froide, varie généralement de dix secondes à une minute. Mais l'infirmier doucheur ne doit pas oublier que si une douche trop courte n'a jamais d'inconvénient, une douche trop prolongée peut être extrèmement dangereuse.

115. — *Douche en pluie.* Pour donner la douche en pluie, l'infirmier fait placer sous la pomme d'arrosoir le malade, dont la tête, à moins d'avis contraire du médecin, doit être recouverte d'un bonnet. Puis, il ouvre le robinet, après avoir recommandé au malade de respirer largement et de se frictionner la poitrine avec les mains pendant toute la durée de la douche.

116. — *Douche mobile en jet.* Le malade est placé à une distance de 2 mètres du doucheur, auquel il présente le dos. Le doucheur, tenant en main la *lance* qui termine le tuyau en caoutchouc par lequel arrive l'eau, arrose très rapidement la partie postérieure du tronc, en ayant soin de briser le jet avec le doigt, de manière à éviter de frapper trop vigoureusement la colonne vertébrale. Puis, il dirige le jet successivement sur les membres, en lui donnant plus de force. Lorsque toute la partie postérieure du corps a été convenablement douchée, le malade se retourne, et l'on arrose la partie antérieure du corps en ayant soin également d'atténuer la percussion sur la poitrine et le ventre. Le jet est ensuite promené sur tous les membres, et l'on termine en douchant les pieds très vivement et à plein jet.

La douche en *lame* se donne de la même manière, avec un ajutage de forme spéciale.

117. — *Douche en cercle*. L'infirmier a soin, tout d'abord, de préparer l'appareil, c'est-à-dire d'ouvrir, suivant la taille du malade et suivant la prescription, les robinets de tous les cerceaux, ou seulement de quelques-uns d'entre eux. Puis, le malade se place dans l'appareil, la face tournée en avant. Lorsque la douche fonctionne, l'infirmier lui recommande de pivoter doucement sur lui-même, afin que toute la surface du corps soit également mouillée.

Au-dessus des cerceaux se trouve habituellement une pomme d'arrosoir qu'on peut faire fonctionner simultanément, si le médecin l'a prescrit.

La douche en cercle doit toujours être de courte durée. Il y a des malades qui ne peuvent la supporter que pendant quelques secondes; elle doit donc être administrée avec précaution.

118. — *Douche générale.* Souvent on administre dans la même séance la douche en pluie et la douche mobile en lance ou en lame; ces douches peuvent être prises simultanément ou l'une après l'autre. Lorsqu'elles sont prises simultanément, elles constituent la douche générale, qui se donne de la façon suivante :

Le malade, placé sous la pomme d'arrosoir, tourne le dos au doucheur. Celui-ci ouvre en même temps le robinet de la pomme d'arrosoir et celui de la douche mobile, dont il promène le jet sur toute la face postérieure du corps. Au bout de 15 à 30 secondes, la douche en pluie est arrêtée, et la douche mobile est continuée pendant 15 autres secondes. Alors le malade se retourne, et on lui administre encore la douche mobile pendant 15 secondes sur la face antérieure du corps.

Il y a des malades qui, au lieu de prendre position avant que l'infirmier ait ouvert le robinet, préfèrent se placer sous la douche en pluie préalablement ouverte. Cette manière de faire n'offre aucun inconvénient.

Certains malades éprouvent, sous la douche en pluie, en cercle, et surtout sous la douche générale, une certaine suffocation. On peut en diminuer la violence en faisant préalablement sur la poitrine et sur le dos des frictions avec les mains trempées dans l'eau froide.

Soins à prendre après la douche froide.

119. — Après la douche, le malade est enveloppé d'un drap avec lequel le baigneur l'essuie fortement. Ce drap n'a pas besoin d'être chauffé, ou doit l'être très peu, mais il doit être très sec.

Le malade se rend ensuite au vestiaire où il s'habille rapidement. Puis il fait, à une allure vive, de préférence au grand air, et sous un promenoir couvert seulement lorsqu'il fait mauvais temps, une promenade plus ou moins prolongée, jusqu'à l'apparition d'une légère moiteur de la peau ; c'est ce qu'on appelle la *réaction*. Le malade rentre alors dans la salle pour se reposer.

Douches chaudes.

120. — Les douches chaudes sont générales ou limitées à une partie du corps. Elles se donnent avec les mêmes appareils, et suivant les mêmes procédés que les douches froides ; mais la température de l'eau peut être portée à 30° ou 40° centigrades, et même au delà. Leur durée est également plus grande et peut aller jusqu'à 8 ou 10 minutes ; elle est toujours fixée par le médecin.

La douche chaude est prescrite quelquefois avec un bain et se donne soit après le bain, ce qui est la règle la plus suivie, soit pendant sa durée.

Douches locales.

121. — Les douches locales sont celles qui s'appliquent à une région limitée du corps.

Elles sont quelquefois froides, mais plus habituellement tièdes ou chaudes. Leur durée variable, la température, la forme de la douche, la partie du corps à doucher sont déterminées et précisées d'avance par le médecin. Le doucheur doit s'y conformer rigoureusement.

Suivant la région qui doit être douchée, le malade enlève telle ou telle partie de ses vêtements, et ne se déshabille complètement que s'il est nécessaire. On recouvre de toile cirée les parties qui ne doivent pas être douchées.

Douches de vapeur.

122. — Les douches de vapeur consistent en un jet de vapeur qu'on dirige sur la partie malade à l'aide d'un tuyau mobile terminé par un orifice simple ou par un ajutage percé de plusieurs trous et partant d'un réservoir où l'eau est en ébullition. On les donne avec des appareils appropriés à cet usage et de forme variée.

La durée de la douche de vapeur est fixée par le médecin. Le malade est placé à une distance telle que la vapeur ne détermine ni brûlure ni sensation douloureuse.

Soins à prendre après les douches chaudes
ou de vapeur.

123. — Le malade, après avoir été bien essuyé, remet ses vêtements et retourne immédiatement dans la salle, évitant, s'il fait froid, de stationner dans les cours et les jardins. Toutefois, s'il est fatigué ou en transpiration, ou si on lui a prescrit de faire suivre la douche d'une sudation, il est enveloppé d'une couverture de laine et se couche sur un lit de repos, qui est disposé à cet effet dans un cabinet attenant à la salle de douches.

CHAPITRE VII

SERVICES GÉNÉRAUX

124.—Certains infirmiers sont attachés à la pharmacie, à la cuisine, à la dépense et autres services de l'hôpital. Ils ont des fonctions spéciales, plus ou moins importantes, dont les détails sont trop complexes pour être introduits dans ce *Manuel*.

Au point de vue des règles de l'hôpital, ces infirmiers sont astreints aux mêmes obligations que ceux qui sont chargés du service des salles.

SECTION II

SERVICE DES INFIRMIERS-MAJORS

CHAPITRE PREMIER

DEVOIRS GÉNÉRAUX

Fonctions.

125. — Les infirmiers-majors, sergents ou caporaux, chargés d'un service d'une division de malades surveillent et dirigent les infirmiers dans l'exécution des différentes parties du service.

Ils exercent également une surveillance sur les malades.

Ils assurent l'ordre et la tranquillité dans les salles et interviennent, s'il y a lieu, pour faire exécuter les règlements.

Ils veillent à l'entretien de la propreté

générale, à la bonne tenue des salles de malades, à la conservation du mobilier.

Surveillance et action sur les infirmiers.

126. — Les infirmiers-majors s'attachent à bien connaître les infirmiers placés sous leurs ordres, à les instruire avec soin sur tous les détails du service et à maintenir entre eux la bonne intelligence.

Ils leur donnent l'exemple d'un zèle soutenu, d'une probité sévère, d'une constante sobriété, et leur inspirent le dévouement le plus absolu dans l'accomplissement de leurs devoirs.

Ils ne doivent jamais tutoyer leurs subordonnés, ni permettre que ceux-ci tutoient les malades.

Responsabilité de l'infirmier-major d'une division.

127. — L'infirmier-major d'une division est spécialement chargé de distribuer aux infirmiers sous ses ordres le

linge de corps ou de lit destiné à renou-
veler celui des malades, et de veiller à la
remise exacte du linge sale ; il a toujours à sa disposition un certain nombre
de chemises et de draps de lit pour les
rechanges accidentels qui seraient nécessaires.

Il est responsable, envers le comptable,
du matériel qui lui est confié. Il tient à
cet effet un carnet-inventaire présen-
tant constamment à jour la situation des
objets dont il est détenteur.

CHAPITRE II

SERVICE DANS LES SALLES DE MALADES

Avant la visite du matin.

128. — Dès la reprise du service du
matin, les infirmiers-majors veillent à

la bonne exécution des travaux auxquels se livrent les infirmiers.

Ils règlent le service pour la journée, en ayant soin que le même infirmier soit, autant que possible, toujours chargé des mêmes lits.

Ils affichent dans chaque salle la liste des infirmiers de garde.

129. — Ils reçoivent de l'infirmier-major de garde et des infirmiers de garde tous les renseignements concernant le service pendant la nuit. Ils se font rendre compte de ce qui est survenu à chaque malade gravement atteint, et prennent note de ce qu'il est utile de faire connaître au médecin traitant.

Afin de ne rien oublier, ils doivent prendre l'habitude d'interroger les infirmiers avec méthode.

Ils s'informent : 1° si le malade a dormi; 2° s'il a été tranquille ou agité; 3° s'il a eu du délire ; 4° s'il a beaucoup toussé; 5° s'il a eu des selles nombreuses;

si elles ont été volontaires ou involontaires; 6° s'il a uriné; 7° si le malade a
pris régulièrement ses médicaments, etc.

Rapport fourni par l'infirmier-major.

130. — Chaque infirmier-major d'une
division de malades fait tous les matins
au médecin traitant et à l'officier d'administration de garde un rapport particulier, du modèle prescrit, sur le service
de sa division.

Il remet en outre la note des lits va-
cants au médecin de garde et au bureau
des entrées.

Visite du matin.

131. — Lorsque la visite est annon-
cée, l'infirmier-major s'assure que chaque
infirmier employé dans le service est à
son poste.

La visite commencée, il suit le médecin traitant, afin d'être à même d'enten-

dre ses prescriptions et de répondre à ses questions.

132. — Il tient un cahier sur lequel il inscrit exactement les bains de toute nature, les douches, les lotions, irrigations, etc., afin de surveiller l'exécution de toutes ces prescriptions.

Après la visite.

133. — Après la visite, l'infirmier-major remet immédiatement à l'officier d'administration chargé des entrées, les billets des hommes désignés pour sortir.

Il rappelle aux infirmiers de chaque salle tout ce qu'ils ont à exécuter. Il leur remet une note détaillée indiquant les numéros des malades qui doivent être, de leur part, l'objet d'une attention spéciale et de ceux auxquels il a été ordonné de faire prendre de la tisane chaude. Sur cette note sont portés les bains, les douches, etc., qui ont été prescrits, et les heures auxquelles ils doivent être donnés.

En hiver, l'infirmier-major fait maintenir dans les salles la température déterminée par le médecin traitant ; il fait connaître aux infirmiers le moyen de s'assurer avec le thermomètre du degré exigé.

Il veille par lui-même, dans le courant de la journée, à l'accomplissement rigoureux de toutes ces prescriptions.

134. — Chaque matin, après la visite, l'infirmier-major se rend compte de l'état du matériel et des objets nécessaires à l'entretien de la propreté qui lui sont confiés, afin d'être en mesure d'en demander le remplacement ou le renouvellement au rapport de l'officier d'administration comptable.

Il se rend à ce rapport à l'heure indiquée.

135. — Avant que les infirmiers portent à la pharmacie les pots à tisane, l'infirmier-major s'assure que ces vases sont dans le plus grand état de propreté.

Il exerce la même surveillance sur tous les ustensiles destinés à contenir des médicaments ou des aliments.

La propreté des infirmiers doit également être l'objet de son attention.

Distribution des aliments.

136. — Le transport des aliments de la cuisine ou de la dépense dans les salles ou dans le réfectoire a lieu sous la surveillance de l'infirmier-major de chaque division.

Lors des distributions, l'infirmier-major exige que les malades soient tous présents et ne s'écartent point de la salle pendant la durée du repas.

Il s'assure que chaque malade, après avoir reçu ce qui lui a été prescrit, le consomme et ne fait aucun échange ou trafic d'aliments. S'il arrivait qu'un malade ne pût consommer la quantité d'aliments ou de vin qui lui aurait été accordée, l'infirmier-major aurait soin de les

7.

lui faire retirer, sans jamais permettre qu'il les donne à un autre. Il les renverrait à la dépense, en préviendrait le médecin de garde et en rendrait compte au médecin traitant à la prochaine visite.

137. — L'infirmier-major doit exercer la plus grande surveillance pour que les malades à la diète absolue ne reçoivent point de bouillon, et que ceux auxquels il a été prescrit des bouillons purs ou coupés les reçoivent exactement aux heures indiquées.

Visite du soir.

138. — L'infirmier-major assiste à la contre-visite et veille à ce que les infirmiers soient présents.

Il fait connaître au médecin traitant tous les faits intéressants concernant les malades et lui indique les entrants. Il prend note, comme à la visite du matin, des recommandations qui sont faites par le médecin.

Surveillance entre les visites.

139 — L'infirmier-major doit faire de fréquentes visites dans les salles, il s'assure que les infirmiers sont à leur poste et remplissent convenablement leurs devoirs.

Il s'informe si les malades ont reçu leurs médicaments et si on les leur fait prendre régulièrement et aux heures indiquées ; si toutes les prescriptions du médecin traitant sont exactement suivies.

140. — Il surveille d'une manière spéciale, d'après les indications du médecin traitant, les malades soupçonnés de simulation. Cette surveillance, pour être efficace, doit être exercée avec tact et intelligence, et sans exciter l'éveil du simulateur.

141. — Il recommande l'ordre et la tranquillité dans les salles, et l'exige au besoin. Il doit montrer de la fermeté toutes les fois qu'il s'agit de réprimer des infractions à la discipline ; la fermeté est surtout nécessaire pour les vénériens et les consignés qui, en général, sont peu disciplinés.

Il rend compte immédiatement à l'officier d'administration de garde des infractions graves. En cas de rébellion ou de scandale, il informe aussitôt le médecin de garde et l'officier d'administration.

142. — L'infirmier-major s'assure fréquemment que les salles sont bien tenues et convenablement aérées ; que les ventilateurs ne sont pas obstrués et fonctionnent bien. Il visite fréquemment les latrines et les fait tenir dans le plus grand état de propreté.

Infirmier-major de garde.

143. — Dans les hôpitaux où l'effectif des infirmiers-majors le permet, il est commandé chaque jour un infirmier-major de garde. L'infirmier-major de

garde ne s'absente pas de l'hôpital ;
est sous les ordres de l'officier d'administration de garde.

Il commande et surveille les grandes
corvées ; il a la police des cours et des
promenoirs, et il veille à leur propreté
ainsi qu'à celle de toutes les parties ex-
térieures de l'hôpital. Il se rend à la salle
des bains pour y surveiller le service, et
reçoit les réclamations des malades.

Service de nuit.

144. — Pendant la nuit, l'infirmier-
major de garde ne doit point se coucher.
Chargé de la surveillance de tout l'hôpital, il remplace les infirmiers-majors des
divisions ; il fait des rondes fréquentes,
s'assure que les infirmiers de garde dans
les salles sont à leur poste et éveillés. Il
surveille particulièrement le chauffage
et l'éclairage.

Si, dans une de ces rondes, il apprend
ou remarque qu'un malade présente

quelque chose d'extraordinaire dans sa manière d'être, il en prévient le médecin de garde. Il visite individuellement les malades gravement atteints, dont la liste lui a été remise par l'infirmier-major de chaque division : il les interroge et s'assure que les infirmiers leurs donnent les soins nécessaires. Enfin, il fait cesser toute conversation ou récit qui trouble le repos des malades.

Dispositions testamentaires, secours spirituels.

145. — Lorsqu'un malade exprime la volonté de faire des dispositions testamentaires, l'infirmier-major en donne immédiatement avis à l'officier d'administration de service. Il l'informe également ment des demandes qui lui sont adressées relativement aux secours spirituels.

Décès.

146. — Dès qu'un malade vient de décéder, l'infirmier-major prévient le médecin de garde, pour qu'il constate le décès : il fait également prévenir le sergent de planton, qui doit assister à l'inventaire des objets particuliers que le défunt pouvait avoir à son lit.

Le billet du décédé et les objets laissés par lui sont remis à l'officier d'administration de garde par les soins de l'infirmier-major, avec l'inventaire signé par le sergent de planton et par lui.

Pendant le transport du corps à la salle des morts, il veille à ce que les infirmiers agissent avec toute la décence convenable et cachent, autant que possible, aux malades dans une position grave, le décès qui vient d'avoir lieu, afin de ne pas ajouter à leur inquiétude et de ne pas leur causer une impression pénible.

DEUXIÈME PARTIE

SERVICE DE SANTÉ EN CAMPAGNE

TITRE PREMIER

SERVICE RÉGIMENTAIRE

CHAPITRE PREMIER

ORGANISATION CÉNÉRALE

Répartition des infirmiers.

147. — Les corps d'infanterie, les régiments de cavalerie, les régiments et bataillons d'artillerie ont, sur le pied de guerre, un infirmier par compagnie, escadron ou batterie ; et dans chaque bataillon ou groupe de batteries un de ces infirmiers a le grade de caporal ou de brigadier. Dans les régiments de cavalerie, ce brigadier est le brigadier chargé en temps de paix de l'infirmerie des hommes.

Armement et neutralité.

148. — En campagne, les infirmiers régimentaires de l'infanterie et les conducteurs des voitures médicales sont armés du sabre-baïonnette ; ceux des régiments de cavalerie et des batteries à cheval portent le sabre de leur arme.

Ils portent au bras gauche un brassard avec croix rouge sur fond blanc, signe distinctif adopté par la convention de Genève pour le personnel neutralisé, et bénéficient en conséquence de la neutralité. Ce brassard doit être estampillé du cachet du Directeur du service de santé du corps d'armée.

CHAPITRE II

SERVICE PENDANT LA PÉRIODE DE MARCHE

149. — Dans l'infanterie, les infirmiers marchent à la gauche de leur bataillon avec la voiture médicale ; dans la cavalerie et dans l'artillerie, ils marchent à la gauche du régiment ou du groupe de batteries ; chacun d'eux est muni du sac ou des sacoches d'ambulance.

150. — Pendant la route, ils donnent aux malades et écloppés les soins nécessaires ; après autorisation du médecin ils les débarrassent de leur sac et de leur arme et les aident à monter dans la voiture d'ambulance.

151. — A l'arrivée à l'étape, les infirmiers déchargent de la voiture les sacs et les armes et les remettent aux malades. En attendant la visite, il installent au poste de police les malades et écloppés trop souffrants pour se rendre dans le cantonnement de leur compagnie.

152. — A l'heure fixée pour la visite tous les infirmiers sont réunis au poste de police où l'on apporte une paire de cantines médicales.

Chaque caporal ou brigadier infirmier prend note de la décision du médecin et de ses prescriptions concernant les malades de l'unité avec laquelle il marche. Sous la direction immédiate des médecins auxiliaires, il veille à la délivrance des médicaments, à l'exécution des pansements et fait remplacer dans les sacs ou sacoches d'ambulance les médicaments consommés pendant la route.

Un infirmier installe dans les voitures les malades désignés pour l'ambulance et les accompagne si leur état le nécessite ; il s'assure que les malades ont leur billet d'hôpital et emportent avec eux leurs effets et leurs armes, mais non leurs munitions, qui sont remises à la compagnie.

153. — A tour de rôle, un infirmier est commandé de garde au poste de police ; on le prévient lorsqu'un homme est malade en dehors des heures de la visite ; il lui donne les soins nécessaires et fait prévenir le médecin s'il y a lieu.

154. — Avant le départ, les caporaux ou brigadiers infirmiers font recharger les cantines médicales qui, en cas de besoin, ont été laissées après la visite au poste de police ; ils s'assurent que les tonneaux des voitures médicales et les bidons des infirmiers sont remplis d'eau fraîche.

Ils font installer dans les voitures les malades désignés à la visite.

CHAPITRE III

SERVICE PENDANT LES SÉJOURS

155. — Lorsqu'un corps de troupes

séjourne dans un cantonnement, il installe une infirmerie où sont admis les
hommes susceptibles de se guérir très
promptement. Ils sont mis en subsistance
à la section ou au peloton hors rang.

Le chef de corps fait réquisitionner ce
qui est nécessaire aux besoins de l'infirmerie (paille, paillasses, ustensiles de
cuisine, etc.). Les infirmiers aménagent
les locaux, installent les malades et assurent le service comme en garnison.

CHAPITRE IV

SERVICE PENDANT LE COMBAT

Emplacement du poste de secours.

156. — Dès que la troupe prend la
formation de combat, le médecin-chef
réunit le personnel et le matériel sanitaires de tout le régiment et installe le

poste de secours. On peut en former un seul par régiment ou un par bataillon.

On l'établit à portée de la ligne des combattants, à l'abri du feu de la mousqueterie, et autant que possible dans des endroits abrités (granges, hangars) où les blessés peuvent être garantis des variations atmosphériques.

Habituellement il est placé au début du combat à hauteur ou en arrière des réserves des bataillons dont il suit les mouvements.

Les voitures médicales régimentaires, les voitures pour le transport des blessés, les litières et les cacolets sont arrêtés en arrière du poste de secours et autant que possible sans sortir des chemins.

157. — L'emplacement des postes de secours est porté à la connaissance des bataillons par les brancardiers ; il est désigné de jour par le pavillon de Genève et le drapeau national hissés sur un arbre ou sur une habitation, à moins que des considérations d'ordre militaire ne s'y opposent ; la nuit on y ajoute deux lanternes marines, l'une à feu rouge, l'autre à feu blanc.

Les corps de cavalerie n'établissent pas de postes de secours. Leurs blessés sont soignés et recueillis aux postes de secours de l'infanterie ou de l'artillerie.

Installation du poste de secours.

158. — Les infirmiers régimentaires installent les postes de secours. Ils aménagent le sol, y déposent de la paille ou du foin pour y coucher les blessés et font provision d'eau.

Sous les ordres des médecins ils déchargent, des voitures médicales régimentaires, les cantines et les paniers de réserve ; ils disposent sous leur surveillance les instruments, les pièces à pansement, les appareils et les médicaments sur une table improvisée au besoin avec une porte ou des planches placées sur des tréteaux, sur des fagots ou sur des bottes de paille.

Une autre table est également improvisée pour l'examen des malades.

Ils font de la tisane avec de la glyzine et préparent des boissons réconfortantes avec le vin cordial.

Fonctionnement du poste de secours.

159. — Tous les blessés, quelle que soit leur nationalité, sont recueillis, visités et pansés au poste de secours. Les hommes atteints de blessures légères qui leur permettent encore de combattre sont renvoyés après pansement; ils rentrent immédiatement dans les rangs.

Les blessés apportés ou amenés en plus ou moins grand nombre au poste de secours sont déposés par les brancardiers sur la couche de paille préparée à un endroit distinct de l'emplacement réservé aux blessés examinés et pansés.

Successivement, chacun de ces blessés est amené au médecin et placé, s'il y a lieu, sur la table improvisée. Aucun blessé ne doit être pansé par un infirmier avant d'avoir été examiné par le médecin.

160. — Pour arriver le plus vite possible à panser et à évacuer les blessés, il faut que chaque infirmier ait son rôle nettement défini.

Dans un poste de secours de bataillon par exemple, qui compte trois infirmiers et un caporal, un infirmier présente au médecin les pièces à pansement et les appareils nécessaires ; un autre distribue les tisanes, les réconfortants et les médicaments prescrits. Le troisième surveille les blessés, indique aux brancardiers le point du poste où doivent être déposés les arrivants ; il vérifie si les fusils ont été déchargés et remet aux brancardiers retournant sur la ligne les munitions qui ont pu être laissées par erreur aux blessés. Ces deux derniers infirmiers sont également employés au transport des blessés d'un point à l'autre du poste de secours.

Le caporal d'infirmerie inscrit chaque blessé sur le carnet médical; il écrit également sur la fiche de diagnostic les renseignements dictés par le médecin; il fixe solidement cette fiche au bouton du vêtement. A mesure que les blessés sont pansés, il les fait transporter et coucher à l'endroit du poste de secours réservé à leur destination ultérieure, les uns étant désignés pour être transportés à l'ambulance, les autres pour être maintenus au poste de secours, soit parce que leurs blessures sont assez légères pour être soignées au bataillon, soit parce qu'ils sont sur le point de mourir.

Ces agonisants doivent être dérobés autant que possible à la vue des autres blessés pour leur éviter une impression pénible.

161.—Lorsque le combat est terminé et que tous les blessés ont été évacués, les médicaments et les objets de pansement sont remis avec ordre dans les cantines et les paniers de réserve, qui sont chargés sur les voitures médicales.

Les infirmiers réunis aux brancardiers régimentaires sont alors employés à parcourir le terrain du combat pour rechercher les blessés qui n'auraient pas été relevés. En cas d'urgence, les infirmiers régimentaires peuvent momentanément être appelés à concourir au service des ambulances ou des hôpitaux de campagne.

TITRE II

SERVICE DES AMBULANCES, HOPITAUX DE CAMPAGNE, HOPITAUX ET TRAINS D'ÉVACUATION.

CHAPITRE PREMIER

CONSIDÉRATIONS GÉNÉRALES

162. — Le service des infirmiers dans les ambulances ne peut être réglé d'avance d'une manière absolue ; il varie suivant les circonstances. Si les infirmiers ne peuvent pas suivre exactement le même mode de faire que dans les hôpitaux de l'intérieur en temps de paix, ils s'en rapprocheront le plus possible.

En campagne, il y a beaucoup d'imprévu et souvent le service est pénible et difficile. A la suite des grandes batailles, les blessés encombrent les ambulances et sont quelquefois tellement nombreux, que le personnel est insuffisant pour répondre à tous les besoins. C'est alors que les infirmiers doivent redoubler d'efforts et de dévouement et conserver le calme et le sang-froid, sans lesquels l'activité se change le plus souvent en agitation stérile. Ils agiront avec promptitude, mais avec ordre et méthode, seuls moyens, en pareille occasion, d'éviter la confusion et le désordre.

En soignant les blessés, ou en les transportant, ils veilleront à ne pas augmenter leurs souffrances. S'ils doivent soulever un malade pour lui donner certains soins, pour le changer de position, ils procéderont avec douceur, s'abstiendront de porter les mains au niveau des blessures, et prendront des précautions afin de ne pas lui imprimer de mouvements douloureux.

Ils n'oublieront pas que la propreté des malades et des locaux est une condition essentielle de la guérison; ils veilleront en conséquence à débarrasser les malades de toute souillure et à éloigner des locaux toute cause d'infection.

Les infirmiers participent, au bénéfice de la neutralité et portent le brassard de la Convention de Genève.

CHAPITRE II

SERVICE DES AMBULANCES

But des ambulances.

163. — Pendant les périodes de marche, pendant les séjours et pendant le combat les ambulances reçoivent les malades, les écloppés et les blessés, leur donnent les premiers soins et assurent leur prompte évacuation afin d'être toujours prêtes à marcher avec l'armée. Chaque ambulance peut être divisée en deux sections.

Leur emplacement au moment du combat.

164. — Lorsque le combat devient imminent, le médecin chef de la division fixe l'emplacement de l'ambulance.

Établie à proximité des réserves de la division et, autant que possible, à égale distance des postes de secours extrêmes du front de la division, l'ambulance est placée à l'abri du feu de l'ennemi, en dehors des routes et éloignée des points stratégiques, dans un endroit où il y a des habitations, de l'eau et des ressources d'approvisionnements.

L'emplacement de l'ambulance est indiqué par les mêmes signaux que le poste de secours. (Art. 157.)

Fonctionnement de l'ambulance.

165. — Les infirmiers, sous les ordres des médecins et des officiers d'administration, assurent le service de l'ambulance.

166. — *Avant le combat*. Les infirmiers préparent tout ce qui est nécessaire pour recevoir les blessés et leur donner des soins.

Les uns font provision d'eau, de bois, de paille, et rassemblent les moyens de couchage. Les autres, s'il n'y a pas d'habitations que l'on puisse utiliser pour l'établissement de l'ambulance, dressent les tentes ou créent, s'il y a lieu, des abris au moyen des ressources locales.

Lorsque l'ambulance est établie dans des constructions, on affecte des locaux séparés :

1° A la visite des blessés à leur arrivée ;

2° Aux pansements et applications d'appareils ;

3° Aux opérations ;

4° Aux services accessoires.

Les infirmiers placent dans la salle de visite des brancards de rechange, et dans les salles de pansement et d'opération les objets nécessaires pour panser les blessés : les appareils et boîtes d'instruments de chirurgie, des cuvettes à pansement, du linge, de l'eau, etc.

Ils organisent le service de la cuisine et de la tisanerie, et se mettent en mesure de faire du bouillon et de la tisane.

Ils prennent, au fur et à mesure des besoins, dans les voitures d'approvisionnement, placées près de l'ambulance, tout ce qui est nécessaire.

167. — *Pendant le combat.* Les blessés menés à l'ambulance par les brancardiers restent sur leurs brancards, tandis que des brancards de rechange sont délivrés aux porteurs ; ils sont visités par un des médecins de l'ambulance, qui indique le service sur lequel ils doivent être dirigés.

Les hommes qui ont des blessures légères et peuvent reprendre leur service sont pansés et renvoyés ensuite à leur corps. Les blessés plus grièvement atteints mais encore capables de marcher sont, après pansement, rassemblés en dehors et à proximité de l'ambulance sous la surveillance d'un sous-officier. Les autres blessés sont séparés en deux catégories : 1° ceux qui sont transportables et peuvent être évacués immédiatement ; 2° ceux qui n'étant pas transportables, doivent être remis à un hôpital de campagne venant s'installer sur la place même où fonctionne l'ambulance. La fiche de diagnostic, dont chaque blessé est muni et qui lui est délivrée au poste de secours ou à l'ambulance, indique la catégorie à laquelle il appartient.

La fiche blanche est attribuée aux blessés qui ont besoin d'une hospitalisation sur place ; la fiche rouge aux blessés transportables.

Les blessés sont, après pansement, installés dans les salles le mieux possible, et espacés autant que leur nombre et la capacité des locaux le permettent. Ils sont couchés, suivant les ressources qu'on a pu se procurer, sur de la paille, des paillasses, des matelas, des brancards.

Une fois couchés, ils reçoivent d'abord de la tisane, et ensuite les médicaments et les aliments prescrits par le médecin traitant.

Les armes déchargées et les effets des blessés, recueillis par un sous-officier ou un caporal, au moment où ils sont apportés à l'ambulance, sont déposés dans un endroit spécial.

Les munitions qui auraient été apportées par erreur seront remises à l'officier d'administration.

168. — Lorsque les postes de secours font un mouvement en avant, si la distance entre ces derniers et l'ambulance est trop considérable, l'ambulance, ou seulement une des sections se porte en avant. Si l'armée fait un mouvement rétrograde, l'ambulance se porte en arrière ; une partie du personnel, réduite au strict nécessaire, est laissée, si on le juge utile, avec les blessés.

Le matériel de l'ambulance est rechargé avec rapidité dans les voitures, cependant les infirmiers doivent avoir soin de replacer tous les objets avec ordre et conformément au chargement réglementaire.

169. — *Après le combat.* Destinée à suivre les mouvements de l'armée, l'ambulance doit se débarrasser le plus vite possible de ses malades. Au fur et à mesure que les blessés sont pansés, on dresse des listes d'évacuation et on prépare les moyens de transport.

170. — *Évacuation.* Si les voitures d'ambulance sont insuffisantes, on utilise les fourgons des subsistances qui sont disponibles, et on a recours aux voitures dé réquisition.

Les blessés capables de voyager assis sont mis sur des cacolets ou dans des voitures pourvues de siège. On organise au besoin des sièges avec des bancs, des planches, placées transversalement, ou le long des parois latérales de la voiture, et que l'on fixe solidement avec des cordes ou des courroies.

Les blessés qui ne peuvent voyager que couchés sont transportés dans des voitures d'ambulance à deux ou quatre roues, sur des litières, ou dans des voitures de réquisition.

Ces dernières doivent être disposées de façon que les blessés soient bien couchés et n'aient pas à souffrir des secousses de la voiture. Elles sont garnies de matelas, de paillasses, ou seulement de paille ou de foin sur lesquels on étend une couverture ou un manteau. On égalise préalablement, s'il y a lieu, le fond de la voiture avec des planches.

Le transport dans des voitures non suspendues est pénible et fatigant pour des malades. Les voitures sur ressorts, dont les mouvements sont plus doux, sont réservées aux grands malades. On cherche à suppléer au manque d'élasticité des voitures sur essieu, en disposant intérieurement une sorte de lit suspendu : soit en formant, avec des cordes allant d'un côté à l'autre de la voiture, un filet ou hamac, sur lequel on placera une ou plusieurs planches qu'on recouvrira d'une paillasse ou d'un matelas ; soit en suspendant une civière ou un brancard aux parois de la voiture.

Une disposition plus simple consiste à tendre sur le dessus du chariot une couverture, un double drap, un double rideau, etc., qu'on recouvre ensuite d'un matelas, d'une paillasse, ou à défaut, d'un lit de foin ou de paille.

Il est, en outre, indispensable de préserver les blessés en recouvrant les voitures soit d'un tendelet sur cerceaux, soit de branchages fréquemment renouvelés.

Les blessés doivent être couchés sur les voitures avec les plus grandes précautions. Les parties lésées sont soutenues et maintenues dans l'immobilité; la tète est suffisamment élevée.

Les blessés capables de marcher à pied sont réunis en un détachement placé sous la surveillance de sous-officiers et de caporaux blessés.

Inhumations.

171. — Les infirmiers peuvent être appelés à concourir aux inhumations des hommes tués sur le champ de bataille, ou qui meurent à l'ambulance.

Aucune inhumation ne doit avoir lieu avant que le décès ait été constaté par un médecin. Les plaques d'identité, les livrets et autres pièces établissant l'identité des militaires décédés, les bijoux et valeurs sont recueillis et remis à l'officier d'administration comptable de l'ambulance.

Les fosses d'inhumation seront profondes de $1^m,50$ à 2 mètres et longues de 2 mètres ; leur largeur, de $0^m,80$ pour les fosses séparées, sera, pour les fosses communes, en rapport avec le nombre de corps qu'elles devront recevoir, en calculant que chaque corps occupe $0^m,60$ sans bière et $0^m,80$ avec bière.

On dispose, si cela est possible, quelques branchages au fond de la fosse.

Dans la fosse commune, les corps sont placés tête-bêche sur un seul rang, non superposés, et couverts autant que possible d'une couche de chaux vive, qui sera délayée sur place par une quantité d'eau suffisante avant que la fosse soit comblée. La terre qui remplit la fosse sera bien foulée.

Dans les ambulances et sur le champ

de bataille, les corps peuvent être dé-
pouillés de leurs vêtements, sauf de la
chemise.

CHAPITRE III

SERVICE

DES HOPITAUX DE CAMPAGNE

Emploi des hôpitaux de campagne.

172. — Les hôpitaux de campagne
sont destinés à relever les ambulances
dans la soirée, ou au plus tard dès le
lendemain du combat; à continuer les
évacuations, à traiter sur place les malades et les blessés non transportables;
à renforcer éventuellement l'action des
ambulances sur le champ de bataille.

Leur emplacement.

173. — En principe, les hôpitaux de campagne doivent être assez éloignés du théâtre du combat pour être à l'abri des projectiles, et assez rapprochés pour permettre aux voitures des ambulances de faire plusieurs voyages dans la journée.

Ils sont établis de préférence dans des localités (bourgs, villages, fermes importantes) bien situées au point de vue hygiénique, placées à des nœuds de routes ou de chemins, et, si c'est possible, à proximité d'une voie ferrée ou navigable.

En cas d'insuffisance des habitations, on dresse des tentes.

L'emplacement de l'hôpital de campagne est marqué comme celui du poste de secours et de l'ambulance. (Art. 157.)

Installation des hôpitaux de campagne.

174. — On fait rapidement aux locaux les aménagements nécessaires pour permettre l'exécution du service, et on veille à ce qu'ils soient mis dans le plus grand état de propreté.

On écrit sur chaque bâtiment l'affectation du local et la contenance en lits. Le médecin-chef fait procéder aux réquisitions nécessaires : objets de couchage, matériel de cuisine, vivres, effets à l'usage des malades.

Si les objets de couchage sont en quantité insuffisante, en emploie de la paille, en attendant que des lits, des sacs à paille aient été improvisés avec les ressources qu'on a sous la main.

Avec de la paille, de la laine ou des enveloppes en toile on fait des paillasses et des matelas; on établit des lits avec des planches et des tréteaux.

On peut aussi fabriquer un bois de lit assez solide de la manière suivante : On prend, pour faire les pieds du lit, quatre poteaux équarris, longs de 0^m,90 à 0^m,95. On les réunit deux à deux au moyen de planches de 0^m,80 à 0^m,90 de long et de 0^m,15 à 0^m,20 de large; les extrémités du lit ainsi constituées, on forme les parois latérales avec deux planches de 2 mètres de longueur et de 0^m,20 à 0^m,25 de largeur, qui sont fixées aux poteaux de manière à être distantes de 0^m,40 à 0^m,45 du sol. Le lit est complété avec 4 à 5 planchettes plus étroites qui, placées transversalement et à plat au-dessus des précédentes, en forment le fond. Ces diverses parties sont clouées et solidement fixées entre elles.

On peut aussi enfoncer dans le sol 4 pieux de 0^m,40 à 0^m,50 d'élévation, les réunir deux à deux au moyen d'une latte clouée et placer par dessus le brancard.

Exécution du service.

175. — Le service dans les hôpitaux de campagne est organisé de façon à se rapprocher, autant que possible, de celui des hôpitaux militaires à l'intérieur.

Il importe, en raison de la nature des affections qui y sont traitées et de l'agglomération des malades qui existe quelquefois, que les infirmiers apportent le plus grand soin à la propreté générale, et veillent à l'aération et à l'assainissement des salles des malades.

Hôpitaux à destination spéciale.

176. — Pour éviter la propagation des épidémies, des hôpitaux de campagne sont destinés au traitement des hommes atteints de maladies épidémiques ou contagieuses.

Ces établissements sont signalés par un fanion jaune ; leurs abords son interdits à la troupe.

Les malades sont installés dans des abris légers et susceptibles d'être complétement détruits ; des locaux sont réservés à l'assainissement et à la désinfection de la literie et des vêtements. Les malades reçus dans ces hôpitaux ne sont jamais évacués sur une autre formation sanitaire.

Lorsque la fermeture de ces hôpitaux est ordonnée, les abris provisoires créés, la paille, la literie, les effets sont toujours détruits par le feu ; le personnel et et le matériel sont toujours soumis à des mesures de désinfection ou de police sanitaire.

CHAPITRE IV

SERVICE DES HOPITAUX D'ÉVACUATION

177.— Les hôpitaux d'évacuation installés aux têtes de lignes d'étapes sont destinés à recevoir les blessés et les malades provenant des ambulances et des hôpitaux, et à assurer leur évacuation sur les hôpitaux de l'intérieur.

Ils sont installés dans le voisinage immédiat des gares, dans des locaux spacieux, sous des baraquements ou sous des tentes.

Le service est réglé comme dans un hôpital de campagne.

CHAPITRE V

SERVICE DES TRAINS D'ÉVACUATION

178. — Les évacuations se font dans des *trains ordinaires* pour les malades ou blessés en état de voyager assis. Des places sont réservées à quelques infirmiers pour aider les malades et donner des soins pendant la route. Les malades ou blessés les plus grièvement atteints sont transportés dans des *trains sanitaires permanents*, aménagés d'une façon spéciale.

Les blessés dont l'état est moins grave, mais qui cependant doivent être transportés couchés, sont évacués dans des *trains sanitaires improvisés*.

Aménagement des wagons des trains sanitaires improvisés.

179. — Ces trains se composent de voitures couvertes à marchandises des compagnies de chemins de fer, qui sont aménagées par les soins de l'hôpital d'évacuation.

Les brancards, munis de paillasses ou de matelas, sont placés sur des appareils de suspension (appareils Bry), au montage et démontage desquels les infirmiers sont exercés dès le temps de paix.

En cas d'urgence, on peut disposer directement sur le plancher du wagon des paillasses dont les coins, laissés vides, sont ficelés de manière à servir de poignée.

Pour éviter des secousses pénibles aux malades, les pieds des brancards ne doi- pas être placés directement sur le plancher. A cet effet, les extrémités des hampes peuvent être appuyées sur deux botillons de paille ou sur deux fagots de bois.

Les paillasses où brancards sont toujours disposés suivant l'axe du wagon, trois de chaque côtés ; chaque wagon peut ainsi recevoir six hommes couchés ; en cas de besoin, on transportera un septième malade en plaçant une couchette perpendiculairement à l'axe du wagon, la tête appuyée contre l'une des parties latérales.

Aération des wagons.

180. — Pour assurer l'aération des wagons de malades et blessés dans des conditions aussi satisfaisantes que possible, les volets, quand ils existent, sont ouverts d'un côté, si la température le permet. On cloue sur les ouvertures un morceau de gaze à pansement plié en double ; cette disposition évite l'introduction dans les wagons de la poussière et de la fumée.

Chauffage des wagons.

181. — Le chauffage des trains improvisés peut être assuré au moyen des bouillottes en usage sur les réseaux de chemins de fer.

Si le froid est rigoureux et si les approvisionnements disponibles sont suffisants, on place une bouillotte sous chaque brancard. Habituellement, quatre bouillottes installées aux quatre coins suffisent. En cas de nécessité, les hommes les plus gravement atteints reçoivent des bouteilles ordinaires dont on renouvelle l'eau chaude.

Toutes les fissures des wagons sont bouchées avec soin au moyen de papier, de paille ou de linge, etc.; une couverture est clouée sur l'axe des deux baies latérales.

Inscriptions et signes distinctifs.

182. — Le fanion de la Convention

de Genève, accompagné du fanion national, est arboré sur la première voiture.
En outre, sur chaque wagon on inscrit
un numéro d'ordre et l'on place alternativement sur l'une ou l'autre des faces
atérales l'insigne de la Convention de
Genève.

Embarquement des malades et blessés.

183. — Les malades qui peuvent marcher
cher sont conduits par les infirmiers, qui
les aident à monter en wagon et les font
coucher immédiatement aux places assignées.

Quant aux malades et blessés couchés,
chacun d'eux est embarqué sur un brancard, qu'il conserve pendant tout le
trajet.

Exécution du service pendant la route.

184. — En règle générale, les infirmiers sont répartis dans les wagons de
malades et de blessés à raison de un par
wagon. Ils assurent l'exécution des pres-

criptions médicales et donnent aux malades tous les soins nécessaires. Ils ne doivent jamais vider les seaux d'aisance pendant la marche du train.

Pendant les arrêts de quelque durée, ils ouvrent les deux portes des wagons si l'état de la température le permet; ils conduisent soit aux latrines, soit aux réfectoires des gares les malades qui peuvent marcher.

CHAPITRE VI

SERVICE DES TRANSPORTS PAR EAU

Constitution des convois d'évacuation par eau.

185.—Les évacuations de malades par eau se font, sur les fleuves et canaux, au moyen de bateaux plats à halage, des types appelés *flûte* ou *péniche*. Ces bateaux, préalablement aménagés pour leur destination spéciale, naviguent par groupes de quatre, cinq ou six au maximum, et forment des convois sanitaires d'évacuation par eau, analogues aux trains sanitaires improvisés. Ils ne sont donc pas constitués en hopital ; leur ravitaillement est assuré, le long de la route, par des établissements analogues aux infirmeries de gare.

Exécution du service.

186. — Chaque bateau représente une salle d'hopital contenant un nombre plus ou moins considérable de lits ou de brancards. Il est muni en conséquence des objets nécessaires à une salle de malades.

Deux infirmiers au minimum par bateau sont affectés au service de ces salles improvisées, où le service s'exécute, autant que possible, comme dans une salle ordinaire.

Durant le jour, chaque bateau du convoi sanitaire arbore le pavillon national et celui de la Convention de Genève. La nuit, on s'abstient d'allumer les lanternes blanches et rouges, qui sont employées à terre, pour montrer l'emplacement des ambulances.

Embarquement et débarquement des malades.

187. — L'embarquement et le débarquement des malades et blessés sont assurés par le service de santé. Ils s'exécutent conformément aux instructions contenues dans le *Manuel du brancardier militaire*.

APPROVISIONNEMENTS DES AMBULANCES

CHARGEMENT DE VOITURE DE CHIRURGIE

Nomenclature par lettre alphabétique et arrimage des objets qu'elle renferme.

DÉNOMINATION DES MATIÈRES ET OBJETS.	Indication des casiers ou des compartiments où ils se trouvent.	OBSERVATIONS.
A		
Aiguilles diverses...........................	Casier nº 9.	Dans un étui.
Acétate de plomb...........................	Tiroir nº 2.	Uu flacon.
Acide acétique..............................	Tiroir nº 2.	Un flacon.
Acide borique cristallisé.....................	Casier nº 24.	Dans deux boîtes.
Acide phénique cristallisé....................	Tiroir nº 2 et 3.	Dans sept flacons.
Agaric amadouvier..........................	Tiroir nº 2.	
Alcoolat de mélisse composé..................	Tiroir nº 2.	Dans un flacon.
Alcool à 90º................................	Tiroir nº 3.	Dans deux flacons.
Alcoolé de cannelle..........................	Tiroir nº 2.	Dans deux flacons.
Alcoolé d'extrait d'opium....................	Tiroir nº 2.	Dans deux flacons.
Alcoolé de camphre..........................	Tiroir nº 3.	Dans un flacon.
Allumettes amorphes........................	Casier nº 25.	Dans deux boîtes.
Ammoniaque liquide à 22º...................	Tiroir nº 2.	Dans un flacon.
Appareil d'Esmark..........................	Tiroir nº 4.	
Attelles conjuguées en fil de fer, pour fractures du bras.	Casier nº 14.	
Attelles Id. de l'avant-bras...........	Casier nº 14.	
Attelles conjuguées en fil de fer pour fractures de la jambe........	Casier nº 15.	
Attelles en bois, articulées, pour fractures de la jambe.	Casier nº 18.	
Attelles Id. de la cuisse	Casier nº 18.	
Attelles pour fractures de la cuisse, modèle Isnard..	Casier nº 18.	
Attelles en bois, pour fractures du bras..........	Casier nº 27.	
Attelles Id. de l'avant-bras.....	Casier nº 27.	
Attelles-palettes (palmaires)...................	Casier nº 27.	
Attelles en bois collées sur toile de coton........	Casier nº 18.	
B		
Bandages inguinaux, simples, de droite...........	Casier nº 9.	
Bandages Id. de gauche..........	Casier nº 9.	
Bandages inguinaux, doubles...................	Casier nº 9.	
Bandages à fractures, pour bras.................	Casier nº 19.	
Bandages Id. pour l'avant-bras.........	Casier nº 19.	
Bandages Id. pour la jambe.............	Casier nº 19.	
Bandages Id. pour la cuisse.............	Casier nº 19.	

DÉNOMINATION DES MATIÈRES ET OBJETS.	Indication des casiers ou des compartiments où ils se trouvent.	OBSERVATIONS.
Bandes de carton............................	Casier no 26.	
Bande de zinc laminé..	Casier no 27.	
Bandes roulées.............................	Casier no 5. / Casier no 6. / Tiroir no 7. / Casier no 23. / Casier no 28.	
Biberons en étain...........................	Tiroir no 8.	
Boîtes avec couvercle, fermant à touret............	Tiroir no 2.	Vides.
Boîtes d'instruments de chirurgie, complètes. Arsenal de 1859. — no 1, avulsion des dents...	Tiroir no 4.	Dans 1 étui en coutil.
no 2, amputation et trépan..	Tiroir no 4.	Id.
no 6 *bis*, Pinces hémostatiques...............	Tiroir no 4.	Id.
no 17, résection des os....	Tiroir no 4.	Id.
no 25, trousses de médecin.	Tiroir no 4.	Id.
no 26, trousses d'infirmier de visite..............	Tiroir no 4.	Id.
no 27, trousses de réserve.	Tiroir no 4.	Id.
Boîtes d'appareils carrées, avec couvercle en fer-blanc	Tiroir no 6. / Tiroir no 7.	

Boîtes d'appareils rectangulaires, sans couvercle, en fer-blanc....................	Tiroir no 6. / Tiroir no 7.	
Borate de soude..........................	Tiroir no 2	Dans quatre flacons.
Bougeoirs en cuivre......................	Casier no 25.	
Bougies	Casier no 12.	Dans la boîte C.
Bouchons de liège, grands................	Tiroir no 2. / Tiroir no 3.	
Id. petits....................	Tiroir no 2. / Tiroir no 3.	
Brancards avec bretelles.................	En vrac.	

C

Carnets de diagnostics....................	Casier no 13.	
Carton de bureau, en bois................	Casier no 13.	
Cataplasme Lelièvre......................	Tiroir no 3.	
Catgut...	Tiroir no 2.	
Chlorhydrate de morphine................	Tiroir no 2.	Dans une boîte.
Chloroforme	Tiroir no 2. / Tiroir no 3.	Dans trois flacons. / Dans un flacon.
Chlorure de zinc fondu, pur..............	Tiroir no 2.	Dans un flacon.
Charpie antiseptique — bichlorurée... ..	Tiroir no 5.	
boriquée.........	Tiroir no 6.	
phéniquée........	Tiroir no 7.	
....	Casier no 29.	
Cire jaune...............................	Tiroir no 2.	

DÉNOMINATION DES MATIÈRES ET OBJETS.	Indication des casiers ou des compartiments où ils se trouvent.	OBSERVATIONS.
Ciseaux, paires, grands	Casier nº 9.	
Ciseaux de lampes, petits	Casier nº 25.	Dans une boîte (B).
Cisaille de ferblantier	Casier nº 45.	
Collodion	Tiroir nº 2.	Dans deux flacons.
Compte-gouttes, ordinaires	Tiroir nº 2.	
Cordonnet de soie pour ligature	Casier nº 9.	
Coton cardé, nº 1	Casier nº 17. Casier nº 23.	
Coussins matelassés pour gouttières diverses	Casier nº 10. Casier nº 23. Casier nº 26.	Pour jambes. Pour bras et av.-bras. Pour jamb. et cuisses.
Coussins à fractures	Casier nº 22. Casier nº 26.	Petit. Grands et moyens.
Cuvettes à pansement	Tiroir nº 8.	

E

Eau-de-vie	Tiroir nº 3.	Dans un flacon.
Epingles	Casier nº 5. Casier nº 9.	

Eponges fines, ordinaires	Tiroir nº 4.	
Eprouvette graduée, de 200 centimètres cubes	Casier nº 1.	
Eprouvette graduée de 20 centimètres cubes	Tiroir nº 3.	
Ether sulfurique alcoolisé	Casier nº 2.	Dans deux flacons.
Etui en fer-blanc pour pierre à repasser	Tiroir nº 8.	
Extrait d'opium	Casier nº 2.	Dans un flacon.
Extrait de quinquina gris, aqueux	Casier nº 2.	Dans un pot.

F

Fanions d'ambulance	Casier nº 9.	Tricolore et Convention de Genève.
Feuilles de thé hysven	Casier nº 22.	Dans un flacon.
Fioles à médecine de 250 millilitres	Casier nº 1.	
Fioles à médecine de 125 millilitres	Casier nº 1.	
Fil à coudre	Casier nº 9.	
Ficelle forte	Casier nº 12.	
Fiches de diagnostic	Casier nº 13.	
Flacons en verre blanc, de 12 centilitres	Tiroir nº 2.	Vides.
Flacons en verre blanc, de 50 centilitres	Tiroir nº 3.	Vides.
Flacons carrés, petits	Tiroir nº 6. Tiroir nº 7.	
Flacons en métal anglais	Tiroir nº 8.	
Fournitures de bureau	Casier nº 13.	

G

Gaze à pansement	Casiers nºs 9, 14 et 15.	

DÉNOMINATION DES MATIÈRES ET OBJETS.	Indication des casiers ou des compartiments où ils se trouvent.	OBSERVATIONS.
Glycine....	Tiroir n° 2.	Dans deux flacons.
Gobelets de 30 centilitres.	Tiroir n° 8.	
Gouttières en fil de fer { pour bras et avant-bras	Casier n° 14.	
ld. avec flex.	Casier n° 14.	
	Casier n° 14.	
pour jambes	Casier n° 15.	
	Casier n° 27.	
pour cuisses et jambes	Casier n° 5.	
	Casier n° 20.	
Grand linge à pansement	Casier n° 21.	
H		
Huile à brûler	Coffre de la voiture	Dans une burette.
Huile d'arachides.	Tiroir n° 3.	Dans un flacon.
I		
Iodoforme	Casier n° 4.	Dans quatre flacons.
Irrigateurs Eguisier, de 1 litre	Tiroir n° 8.	

L		
Lacs en treillis, pour appareils à fractures	Casier n° 5. / Casier n° 9.	
Lampe à alcool	Tiroir n° 8.	
Lanternes avec réflecteur et souche	Casier n° 25. / Coffre de la voiture	
M		
Mèches plates n° 6	Casier n° 25.	Dans une boîte (B).
Musettes à pansements	Casier n° 5.	
N		
Nitrate d'argent fondu	Tiroir n° 2.	Dans un flacon.
O		
Objets de bureau	Casier n° 13.	Dans un carton de bureau en bois.
P		
Papier sinapisé	Tiroir n° 2.	Dans deux flacons.
Perchlorure de fer liquide	Tiroir n° 2.	
Percaline agglutinative	Tiroir n° 2.	
Petit linge à pansement, ordinaire	Casier n° 5. / Tiroir n° 6. / Tiroir n° 7. / Casier n° 11. / Casier n° 16.	

DÉNOMINATION DES MATIÈRES ET OBJETS.	Indication des casiers ou des compartiments où ils se trouvent.	OBSERVATIONS.
Petit linge à pansement, fenêtré................	Tiroir n° 6. / Tiroir n° 7. / Casier n° 16.	
Pelotes compressives de Larrey.....	Casier n° 5.	
Pierre à repasser et à aiguiser..................	Tiroir n° 8.	Dans un étui.
Pieds de table d'opération à dossier............	Paroi externe (côté droit).	
Poire en caoutchouc, pour laver les plaies.........	Tiroir n° 6. / Tiroir n° 7.	
Pot à tisane de 4 litre, en fer battu..............	Tiroir n° 8.	
Pot de pharmacie, dit canon, de 6 centilitres.......	Tiroir n° 2.	Vides.
Poudre d'ipécacuana.........................	Tiroir n° 3.	Dans un flacon.
Protochlorure de mercure (calomel).............	Tiroir n° 3.	Dans un flacon.

R

Registre médical..........................	Casier n° 13.	
Réservoirs à eau, de 25 litres, en fer battu........	Comparts spéciaux (côté du siège).	
Ruban de fil..............................	Casier n° 5. / Casier n° 9.	

S

Savon blanc...............................	Casier n° 12.	Dans une boîte à compartiments, D.
Sac d'outils, complet........................	Coffre de la voiture	
Serviettes de toile..........................	Casier n° 9.	
Scie à main, petite..........................	Casier n° 27.	
Seringues de Pravaz.........................	Tiroir n° 4.	
Seringues à piston, en étain..................	Tiroir n° 4. / Tiroir n° 6. / Tiroir n° 7.	
Seringues à injection, en verre..............	Tiroir n° 4. / Tiroir n° 6. / Tiroir n° 7.	Dans trois étuis.
Silicate de potasse....................., ...	Tiroir n° 3.	Dans un flacon.
Sous-azotate de bismuth.....................	Tiroir n° 2.	Dans deux flacons.
Sondes coniques...........................	Tiroir n° 4.	Dans une boîte.
Sondes œsophagiennes.......................	Tiroir n° 4.	Dans une boîte.
Sparadrap de diachylon gommé................	Tiroir n° 3.	Dans cinq étuis.
Spatules à grain d'émétique...............	Tiroir n° 2.	
Sublimé corrosif...........................	Tiroir n° 2.	Dans un flacon.
Sucre blanc...............................	Casier n° 12.	Dans une b. à comp. D
Sulfate d'atropine..........................	Tiroir n° 2.	Dans une boîte.
Sulfate de zinc, fondu,......................	Tiroir n° 2.	Dans un flacon.
Sulfate d'alumine et de potasse..............	Tiroir n° 3.	Dans un flacon.
Sulfate de magnésie........................	Casier n° 24.	Dans deux flacons.
Sulfate de quinine.........................	Casier n° 22.	Dans un flacon.

DÉNOMINATION DES MATIÈRES ET OBJETS.	Indication des casiers ou des compartiments où ils se trouvent.	OBSERVATIONS.
T		
Table d'opération à dossier....................	Fond de la voiture.	
Tabliers d'officier de santé....................	Casier n° 9.	
Tabliers d'infirmiers.........................	Casier n° 9.	
Taffetas gommé..............................	Casier n° 9.	
Tartrate d'antimoine et de potasse..............	Tiroir n° 3.	Dans un flacon.
Thermomètres à mercure, pour salles.............	Tiroir n° 4.	Dans une boîte.
Tubes à vaccin, conservé, pleins	Tiroir n° 4.	Dans une boîte bois.
Tubes à drainage.............................	Tiroir n° 4.	
Trébuchet non règlementaire, sensible à 5 centigr..	Tiroir n° 3.	
V		
Vaseline blonde.............................	Casier n° 22.	Dans un flacon.
Ventouses	Tiroir n° 6. Tiroir n° 7.	

APPROVISIONNEMENTS

DES AMBULANCES

APPROVISIONNEMENTS DES AMBULANCES

CHARGEMENT DE VOITURE D'ADMINISTRATION

Nomenclature par lettre alphabétique et arrimage des objets qu'elle renferme.

DÉNOMINATION DES MATIÈRES ET OBJETS.	Indication des compartiments, casiers, coffres où ils se trouvent placés.	OBSERVATIONS.
A		
Allumettes amorphes	Paroi lat. gauche.	Dans une boîte en zinc.
Appareils à distribution, en bois	Id.	
Assiettes en fer battu	Casier n° 5.	
B		
Bassine à distribution en fer battu	Paroi lat. gauche.	
Beurre demi-sel	Coffre n° 3.	Dans un pot en grès.
Biscuits (paquets)	Coffre n° 8.	
Bols à potage pour soldats	Casier n° 5.	
Bougeoirs en cuivre	Casier n° 5.	
Bougies	Coffre n° 11.	
Brocs à vin	Casier n° 5.	
C		
Cadenas	Casier n° 5.	
Café	Compartiment n°7	
Cafetières à filtre	Casier n° 5.	
Casseroles à queues articulées en fer battu, avec couvercle	Casier n° 5.	
Chocolat	Coffre n° 8.	
Ciseaux de lampes	Coffre n° 11.	Dans une boîte avec les mèches.
Ciseaux (paire) moyens	Paroi lat. droite.	
Condiments divers	Coffre n° 11.	
Conserves de bouillon (Cibils)	Coffre n° 2.	
Conserves de légumes	Coffre n° 1.	
Conserves de lait	Coffre n° 3.	
Conserves de julienne	Coffre n° 1.	
Conserves de viande	Coffre n° 2.	
Couperet (petit)	Paroi lat. gauche.	
Couteau de cuisine, à abattre, à émincer, grands, moyens et petits	Paroi lat. gauche.	
Couteaux de table	Casier n° 5.	
Crochet de boucherie à une maille	Intérieur suspendu	

DÉNOMINATION DES MATIÈRES ET OBJETS.	Indication des compartiments, casiers, coffres où ils se trouvent placés.	OBSERVATIONS.
Cuillers à bouillon de 50 centilitres.............	Étagère nº 4.	Dans une boîte.
Cuiller à distribution de 0.37,5.................	Étagère nº 4.	Dans une boîte.
Cuillers à soupe en fer battu...................	Casier nº 5.	
E		
Eau...	Compart. spécial, à gauche, en dehors de la voiture.	Dans un rérervoir en fer battu.
Eau-de-vie......................................	Compartiment nº 5	Dans une bouteille.
Ecuelles pour soldats...........................	Casier nº 5.	
Ecumoires.......................................	Étagère nº 4.	
Eponges ordinaires	Casier nº 2.	
F		
Fagols résineux	Coffre nº 11.	
Fanions d'ambulance.............................	Casier nº 2.	1 tricolore. 1 portant la croix de la Conv. de Genève.

Ficelle forte...................................	Casier nº 3.	
Fleur de farine.................................	Coffre nº 10.	
Fourchette de cuisine, moyenne..................	Étagère nº 4.	
Id. petite...................	Étagère nº 4.	
Fourchettes en fer battu........................	Casier nº 5.	
Fournitures de bureau...........................	Casier nº 1.	
Fusil de boucherie.............................	Paroi lat. gauche.	
G		
Gamelles en fer battu...........................	Casier nº 3.	
Gobelets en fer battu...........................	Casier nº 3.	
H		
Hache...	Paroi lat. gauche.	
Hachette	Id.	
Huile à brûler..................................	Coffre nº 11.	Dans un vase et dans une burette.
Huile à manger.................................	Compartiment nº 5	Dans une bouteille.
I		
Imprimés de comptabilité........................	Casier nº 1.	

DÉNOMINATION DES MATIÈRES ET OBJETS.	Indication des compartiments, casiers, coffres où ils se trouvent placés.	OBSERVATIONS.
L		
Lanternes avec réflecteur..................	Casier nº 5.	
Légumes secs..................	Coffre nº 10.	
M		
Marmites de campagne..................	Fond de la voiture.	
Marteaux ordinaires, grands..................	Paroi lat. droite.	Dans la boîte B pour le service et C en réserve.
Mèches plates, nº 6..................	Coffre nº 11.	
Mesure en fer-blanc, de 1 litre et de 25 cent.......	Casier nº 3.	
Moulin à café..................	Casier nº 5.	
O		
Objets de bureau..................	Casier nº 1.	

P		
Passoires creuses..................	Etagère nº 4.	
Pelles à main en tôle forte..................	Paroi lat. droite.	
Poêles à frire, moyennes..................	Etagère nº 4.	
Pots à tisane en fer battu..................	Casier nº 5.	
Pruneaux..................	Coffre nº 1.	
R		
Romaine oscillante..................	Paroi lat. droite.	
Riz..................	Compartiment nº 6	
S		
Sacs à denrées..................	Casier nº 2.	
Sac à outils..................	Coffre sous le siège.	
Salières..................	Casier nº 5.	
Saindoux..................	Coffre nº 3.	Dans deux pots en grès.
Savon de Marseille..................	Coffre nº 11.	
Seaux en toile..................	Coffre sous le siège	
Seaux ordinaires, de 10 à 15 litres..................	Casier nº 5.	

DÉNOMINATION DES MATIÈRES ET OBJETS.	Indication des compartiments, casiers, coffres où ils se trouvent placés.	OBSERVATIONS.
Scie de boucherie	Partie lat. droite.	
Scie montée pour le bois	Id.	
Sel gris	Coffre nº 11.	Dans la boîte A.
Serviettes pour la toilette	Casier nº 4.	
Sucre blanc	Compartiment nº 7	
T		
Table articulée avec pieds en X	Paroi lat. gauche	
Tabliers d'infirmiers	Casier nº 2.	
Tire-bouchons	Paroi lat. droite.	
Torchons	Casier nº 4.	
Trépieds en fer forgé	Fond de la voiture.	
V		
Vermicelle	Compartiment nº 6	
Verres à boire	Casier nº 5.	

Viande fraîche	Au crochet de la boucherie.	
Vin	Dans le compartiment spécial à droite en dehors de la voiture, dans un réservoir en bois.	
Vinaigre	Compartiment nº 5	Dans une bouteille en verre de 1 litre.

APPROVISIONNEMENTS DES AMBULANCES

CHARGEMENT DE VOITURES D'APPROVISIONNEMENTS DE RÉSERVE

Nomenclature par lettre alphabétique et arrimage des objets qu'elles renferment.

DÉNOMINATION DES MATIÈRES ET OBJETS.	Indication des caisses où ils se trouvent.	OBSERVATIONS.
VOITURE D'APPROVISIONNEMENTS Nº 1		
PHARMACIE ET CHIRURGIE		
A		
Acétate de plomb cristallisé....................	Caisse nº 1.	Dans 1 flac. boîte nº 7
Acide acétique.................................	Caisse nº 1.	Dans 1 flac. boîte nº 5
Acide chlorhydrique............................	Caisse nº 1.	Dans 1 flac. boîte nº 7
Acide phénique cristallisé.....................	Caisse nº 1.	Dans 2 flacons. Boîte à 9 comp. A.
	Caisse nº 2.	Dans 1 flac. boîte B.

Agaric amadouvier.............................	Caisse nº 1.	Boîte nº 2.
Alcool à 90º..................................	Caisse nº 1.	Dans 1 flac. boîte A.
Alcoolé de cannelle...........................	Caisse nº 2.	Dans 1 flac. boîte B.
Alcoolé de camphre............................	Caisse nº 1.	Dans 1 flac. boîte A.
Alcoolé de digitale...........................	Caisse nº 1.	Dans 1 flac. boîte nº 5
Alcoolé d'iode................................	Caisse nº 1.	Dans 1 flac. boîte nº 7
Alcoolé d'extrait d'opium.....................	Caisse nº 2.	Dans 1 flac. boîte B.
Alcoolat de cochléaria........................	Caisse nº 1.	Dans 1 flac. boîte nº 7
Alcoolat de mélisse...........................	Caisse nº 2.	Dans 1 flac. boîte B.
Ammoniaque liquide............................	Caisse nº 2.	Dans 1 flac. boîte B.
Attelles en bois pour fractures du bras.......	Caisse nº 7.	
Attelles Id. de l'avant-bras.....	Caisse nº 7.	
Attelles Id. de la jambe........	Caisse nº 7.	
Attelles articulées pour fractures de cuisse........	Caisse nº 7.	
Attelles-palettes (palmaires)..................	Caisse nº 7.	
Axonge benzoïnée..............................	Caisse nº 2.	Dans 2 pots, boîte nº 8
Azotate d'argent cristallisé..................	Caisse nº 1.	Dans 1 flac. boîte nº 5
Azotate de potasse...........................	Caisse nº 1.	Dans 1 flac. boîte nº 7
B		
Bandes de carton.............................	Caisse nº 8.	
Bandages de corps (triangulaires, etc.)...........	Caisse nº 5.	
Bandes roulées...............................	Caisse nº 4.	
Boîtes d'emballage, vides.....................	Caisses nos 2 et 3	
Bouchons de liège, grands....................	Caisse nº 3.	Boîte nº 3.
Bouchons de liège, petits....................	Caisse nº 3.	

DÉNOMINATION DES MATIÈRES ET OBJETS.	Indication des caisses où ils se trouvent.	OBSERVATIONS.
C		
Camphre	Caisse nº 1.	Dans 1 flacon. Boîte à 9 comparts A.
Carbonate de potasse purifié	Caisse nº 1:	Dans 1 flac. boîte nº 7
Cataplasme Lelièvre	Caisse nº 1.	
Charpie	Caisses nº 7 et 8.	
Chlorhydrate de morphine	Caisse nº 2.	Dans 1 flac. boîte B.
Chlorate de potasse	Caisse nº 3.	Dans la boîte nº 2.
Chloroforme	Caisse nº 2.	Dans 1 flac. boîte B.
Ciseaux, moyens	Caisse nº 1.	Dans la boîte nº 3.
Collodion	Caisse nº 1.	Dans 1 flac. boîte nº 7
Cordonnet de soie à ligatures	Caisse nº 5.	
Coton cardé, nº 1	Caisses nº 4 et 7.	
Coussins à fractures	Caisse nº 8.	
Cuvettes à pansement en fer battu	Caisse nº 5.	
D		
Draps pour pansement	Caisse nº 5.	

	Indication des caisses où ils se trouvent.	OBSERVATIONS.
E		
Eau	Compart. spécial à gauche, près du siège de la voit., dans 1 tonneau cerclé en fer.	
Entonnoir ordinaire en verre blanc	Caisse nº 1.	Boîte nº 3.
Epingles	Caisse nº 5.	
Eponges fines	Caisse nº 3.	Boîte nº 5.
Eponges à la ficelle	Caisse nº 1.	Boîte nº 6.
Ether sulfurique alcoolisé	Caisse nº 2.	Dans 1 flac. boîte B.
Etuis en fer blanc pour pilules	Caisse nº 1.	Boîte nº 2.
Extrait d'opium purifié	Caisse nº 1.	Dans 1 flac. boîte nº 5
Extrait de quinquina gris	Caisse nº 2.	Dans 1 pot boîte nº 8.
F		
Ficelle fine	Caisse nº 5.	
Fioles à médecine, de 250 millilitres	Caisse nº 3.	Boîte nº 9.
Fioles à médecine, de 125 —	Caisse nº 2 et 3.	Dans des boîtes 3 et 4.
Flacons en verre blanc	Caisse nº 1. Caisse nº 3.	Vides, boîte nº 5. Vides, boîte nº 9.

DÉNOMINATION DES MATIÈRES ET OBJETS.	Indication des caisses où ils se trouvent.	OBSERVATIONS.
G		
Gaze à pansement............................	Caisse nº 8.	
Glycine....................................	Caisse nº 1.	Dans 3 flac., boîte A.
Gouttières en fil de fer, pour bras et avant-bras....	En vrac.	
Gouttières en fil de fer, pour bras et avant-bras, avec flexion à angle droit.........................	En vrac.	
Gouttières en fil de fer, pour jambe...............	En vrac.	
Gouttières en fil de fer, pour cuisse..............	En vrac.	
Grand linge à pansement......................	Caisse nº 5.	
H		
Huile d'arachides............................	Caisse nº 1.	Dans 1 flac., boîte à 9 compartiments A.
I		
Irrigateur Eguisier, de 1 litre..................	Caisse nº 5.	

L		
Lacs en treillis, pour fractures.................	Caisse nº 5.	
M		
Mortier en porcelaine........................	Caisse nº 1	
N		
Nitrate d'argent fondu.......................	Caisse nº 1.	Dans 1 flac. boîte nº 5
P		
Papier à filtrer, ordinaire....................	Caisse nº 1.	
Papier sinapisé.............................	Caisse nº 1.	Dans la boîte nº 6.
Pelotes compressives de Larrey.................	Caisse nº 5.	
Percaline agglutinative......................	Caisse nº 1.	Dans la boîte nº 6.
Perchlorure de fer liquide....................	Caisse nº 1.	Dans 1 flac. boîte nº 7
Petit linge à pansement, ordinaire..............	Caisse nº 6.	
Petit linge à pansement, fenêtré...............	Caisse nº 6.	
Pilules de sulfate de quinine..................	Caisse nº 1.	Dans 5 étuis, b. nº 2.
Pilon en porcelaine émaillée..................	Caisse nº 1.	
Pommade mercurielle.........................	Caisse nº 2.	Dans 1 pot, boîte nº 8.

DÉNOMINATION DES MATIÈRES ET OBJETS.	Indication des caisses où ils se trouvent.	OBSERVATIONS.
Poudre d'ipéca	Caisse nº 2.	Dans 1 flac , boîte B.
Poudre de rhubarbe	Caisse nº 1.	Dans 1 flac., boîte nº 7
Protochlorure de mercure	Caisse nº 1.	Dans 1 flac., boîte nº 5
R		
Ruban de fil	Caisse nº 5.	
S		
Seringues à piston, en étain, pour injection	Caisse nº 5.	
Silicate de potasse	Caisse nº 2.	Dans 1 flacon, boîte B
Soufre sublimé	Caisse nº 1.	Boîte nº 1.
Sous-azotate de bismuth	Caisse nº 2.	Dans une boîte nº 2.
Sparadrap de diachylon, gommé	Caisse nº 2.	Dans 7 étuis.
	Caisse nº 3.	Dans 8 étuis.
Sparadrap vésicant	Caisse nº 3.	
Spatules diverses, en os.	Caisse nº 1.	Boîte nº 3.
Spatule à grains d'émétique	Caisse nº 1.	Boîte nº 3.
Sulfate d'alumine	Caisse nº 3.	Boîte nº 2.

Sulfate de magnésie	Caisse nº 3.	Boîtes nºs 4 et 5.
Sulfate de zinc	Caisse nº 1.	Dans 1 flac., boîte nº 5
T		
Tartrate d'antimoine (émétique)	Caisse nº 1.	Dans 1 flac., boîte nº 5
Thé	Caisse nº 2.	Dans 2 boîtes nº 4.
Tonneau cerclé en fer de 50 litres	Compart. spécial.	Pour l'eau.
V		
Vaseline blonde	Caisse nº 2.	Dans 2 pots, boîte nº 3
Vessies de porcs	Caisse nº 3.	Boîte nº 9.

DENOMINATION DES MATIERES ET OBJETS.	Indication des caisses où ils se trouvent.	OBSERVATIONS.
VOITURE D'APPROVISIONNEMENTS N° 2.		
CHIRURGIE (SUITE) ET ADMINISTRATION.		
A		
Attelles conjuguées, en fil de fer, pour fractures de bras.	Caisse n° 3.	
Attelles . Id. de l'avant-bras..................................	Caisse n° 3.	
Attelles conjuguées, en fil de fer, pour fractures de la jambe........................	Caisse n° 3.	
B		
Bougies..	Caisse n° 5.	Dans la boîte A.

DENOMINATION DES MATIERES ET OBJETS.	Indication des caisses où ils se trouvent.	OBSERVATIONS.
Burettes pour l'huile à brûler..................	Caisse n° 5.	Pour lant.—marines d'ambulance, n° 4.
	Caisse n° 5.	Pour lant.—marines d'ambulance, n° 2.
C		
Cadenas, petits...............................	Caisse n° 5.	Dans la boîte B.
	Caisse n° 5.	Pour lant.—marines d'ambulance, n° 4.
Ciseaux de lampes...........................	Caisse n° 5.	Pour lant.—marines d'ambulance, n° 2.
	Caisse n° 5.	
Conserves de bouillon (Cibils)................	Caisse n° 4.	
Conserves de viande.........................	Caisse n° 4.	
Conserves de julienne.......................	Caisse n° 4.	
Conserves de lait concentré..................	Caisse n° 4.	
Coussins à fractures.........................	Caisse n° 4.	
	Caisse n° 2.	
Coussins matelassés pour gouttières...........	Caisse n° 3.	
Couvertures en laine.........................	Dans une bâche.	N° 4.
	Couvertures.	N° 2.
E		
Eau-de-vie...................................	Dans un tonneau cerclé en fer, sans chaînettes.	

DÉNOMINATION DES MATIÈRES ET OBJETS.	Indication des caisses où ils se trouvent.	OBSERVATIONS.
F		
Fanions d'ambulance	En vrac.	
H		
Hache	En vrac.	
Hampes pour fanions d'ambulance	En vrac.	
Huile à brûler	Caisse n° 5.	Pour lanterne-marine d'ambulance, n° 1.
	Caisse n° 5.	Pour lanterne-marine d'ambulance, n° 2.
	Caisse n° 5.	Dans une burette et un vase.
L		
Lanterne marine en verre blanc	Caisse n° 5.	
Lanterne marine, verre rouge	Caisse n° 5.	
Légumes secs	Caisse n° 4.	

DÉNOMINATION DES MATIÈRES ET OBJETS.	Indication des caisses où ils se trouvent.	OBSERVATIONS.
M		
	Caisse n° 5.	Dans la boîte B.
	Caisse n° 5.	Dans la caisse, pour lant.-marine d'ambulance, n° 1.
Mèches plates pour lampes	Caisse n° 5.	Dans la caisse, pour lant.-marine d'ambulance, n° 2.
Musettes à pansement	Caisse n° 3.	Vides.
P		
Pelles de terrassiers	En vrac.	
Pioches	En vrac.	
Plâtre à mouler	Caisse n° 3.	Dans la boîte n° 10.
S		
Sac à denrées	Caisse n° 5.	
Sac d'outils	Caisse n° 5.	
Savon de Marseille	Caisse n° 5.	
Scie montée pour le bois	En vrac.	

DÉNOMINATION DES MATIERES ET OBJETS.	Indication des caisses où ils se trouvent.	OBSERVATIONS.
Sel......................................	Caisse n° 5.	Dans la boîte C.
Serpe....................................	Caisse n° 5.	
T		
Taffetas gommé...........................	Caisse n° 3.	
Tonneau cerclé en fer, de 50 litres...............	En vrac.	Pour le vin........
— de 30 litres...............	En vrac.	Pour l'eau-de-vie..
V		
Vin......................................	Compart. spécial à gauche de la voiture, dans un tonneau cerclé en fer.	
Vinaigre	Caisse n° 5.	Dans 2 bouteilles.

MATÉRIEL ACCESSOIRE

TRANSPORTÉ

SUR CHAQUE VOITURE D'APPROVISIONNEMENTS

DE RÉSERVE.

Bidons avec courroies pour brancardiers.........	En vrac.	
Brancards avec bretelles.....................	En vrac.	
Brassards................................	En vrac.	

TABLE DES MATIÈRES

PREMIÈRE PARTIE
SERVICE DE SANTÉ A L'INTÉRIEUR

TITRE PREMIER
Service régimentaire.

CHAPITRE PREMIER
Organisation générale

CHAPITRE II
DEVOIRS ET FONCTIONS DES INFIRMIERS RÉGIMENTAIRES

CHAPITRE III

EXÉCUTION DU SERVICE

TITRE II

Service dans les hôpitaux.

CONSIDÉRATIONS GÉNÉRALES

SECTION I
Service des infirmiers d'exploitation.

CHAPITRE PREMIER

RÉCEPTION DES ENTRANTS

CHAPITRE II

ARRIVÉE DES ENTRANTS DANS LES SALLES

CHAPITRE III

SERVICE DES SALLES DES MALADES

CHAPITRE IV

SOINS PARTICULIERS A DONNER AUX MALADES

CHAPITRE V

LAVAGES, LOTIONS, IRRIGATIONS, APPLICATIONS DE GLACE, ETC.

CHAPITRE VI

BAINS, DOUCHES

CHAPITRE VII

SERVICES GÉNÉRAUX

SECTION II
Service des infirmiers-majors.

CHAPITRE PREMIER

DEVOIRS GÉNÉRAUX

CHAPITRE II

SERVICE DANS LES SALLES DE MALADES

DEUXIÈME PARTIE
SERVICE DE SANTÉ EN CAMPAGNE

TITRE PREMIER
Service régimentaire.

CHAPITRE PREMIER

ORGANISATION GÉNÉRALE

CHAPITRE II

SERVICE PENDANT LES PÉRIODES DE MARCHE

CHAPITRE III

SERVICE PENDANT LES SÉJOURS

CHAPITRE IV

SERVICE PENDANT LE COMBAT

TITRE II

Service des ambulances, hôpitaux de campagne, hôpitaux et trains d'évacuation.

CHAPITRE PREMIER

CONSIDÉRATIONS GÉNÉRALES

CHAPITRE II

SERVICE DES AMBULANCES

CHAPITRE III

SERVICE DES HÔPITAUX DE CAMPAGNE

PARIS. — IMPRIMERIE Vve P. LAROUSSE ET Cie

19, RUE MONTPARNASSE, 19

www.ingramcontent.com/pod-product-compliance
Ingram Content Group UK Ltd.
Pitfield, Milton Keynes, MK11 3LW, UK
UKHW021214140726
13695UKWH00002B/540